家庭医生 医学科普系列丛书

过敏性鼻炎
看名医

广东省医学会、《中国家庭医生》杂志社
组织编写

主　编　赖　荷
副主编　李秋艳

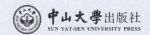
中山大学出版社
SUN YAT-SEN UNIVERSITY PRESS

版权所有　翻印必究

图书在版编目（CIP）数据

过敏性鼻炎看名医/赖荷主编；李秋艳副主编. —广州：中山大学出版社，2018.11
（家庭医生医学科普系列丛书）
ISBN 978-7-306-06105-8

Ⅰ.①过… Ⅱ.①赖…②李… Ⅲ.①过敏性鼻炎—防治 Ⅳ.① R765.21

中国版本图书馆 CIP 数据核字（2017）第 169254 号

GUOMINXINGBIYAN KAN MINGYI

出版人：	王天琪
责任编辑：	谢贞静
特邀编辑：	刘闽军
封面摄影：	肖艳辉
封面设计：	陈　媛
装帧设计：	陈剑锋
责任校对：	邓子华

出版发行：中山大学出版社
电　　话：编辑部 020 - 84110283，84111996，84111997，84113349
　　　　　发行部 020 - 84111998，84111981，84111160
地　　址：广州市新港西路 135 号
邮　　编：510275　传真：020 - 84036565
网　　址：http://www.zsup.com.cn　E-mail: zdcbs@mail.sysu.edu.cn
印刷者：佛山市浩文彩色印刷有限公司
规　　格：889mm×1194mm　1/24　7.5 印张　150 千字
版次印次：2018 年 11 月第 1 版　2018 年 11 月第 1 次印刷
定　　价：28.00 元

如发现本书因印装质量影响阅读，请与出版社发行部联系调换

家庭医生医学科普系列丛书编委会

主任：

姚志彬

编委（按姓氏笔画排序）：

马　骏	王省良	王深明	邓伟民	田军章	兰　平	朱　宏
朱家勇	伍　卫	庄　建	刘　坚	刘世明	苏焕群	李文源
李国营	吴书林	何建行	余艳红	邹　旭	汪建平	沈慧勇
宋儒亮	张国君	陈　德	陈规划	陈旻湖	陈荣昌	陈敏生
罗乐宣	金大地	郑衍平	赵　斌	侯金林	夏慧敏	黄　力
曹　杰	梁长虹	曾其毅	曾益新	谢灿茂	管向东	

序

姚志彬 | 广东省政协副主席
广东省医学会会长

健康是人生的最根本大事。

没有健康就没有小康，健康中国，已经成为国家战略。

2015年，李克强总理的政府工作报告和党的十八届五中全会都对健康中国建设进行了部署和强调。

随着近年工业化、城镇化和人口老龄化进程加快，健康成为人们最关注的问题之一，而慢性病成为人民健康的头号"公敌"，越来越多的人受其困扰。

国家卫生和计划生育委员会披露：目前中国已确诊的慢性病患者近3亿人。这就意味着，在拥有超过13亿人口的中国，几乎家家有慢性病患者。如此庞大的群体，如此难题，是医疗机构不能承受之重。

慢性病，一般起病隐匿，积累成疾，一旦罹患，病情迁延不愈。应对慢性病，除求医问药外，更需要患者从日常膳食、运动方式入手，坚持规范治疗、自我监测、身心调理。这在客观上需要患者及其家属、需要全社会更多地了解慢性病，掌握相关知识，树立科学态度，配合医生治疗，自救与他救相结合。

然而，真实的情况并不乐观。2013年中国居民健康素养调查结果显示，我国居民的健康素养总体水平远低于发达国家，尤其缺乏慢性病的防治知识。因此，加强慢性病防治知识的普及工作，刻不容缓。

与此同时，随着互联网、微信、微博等传播方式的增加，健康舆论市场沸沸扬扬，泥沙俱下，充斥着大量似是而非的医学信息，伪科普、伪养生大行其道。人们亟待科学的声音，拨乱反正，澄讹传之误，解健康之惑，祛疾患之忧。

因此，家庭医生医学科普系列丛书应时而出。

本系列丛书由广东省医学会与《中国家庭医生》杂志社组织编写。内容涵盖人们普遍关注的诸多慢性病病种，一病一册，图文并茂，通俗易懂，有的放矢，未病先防，已病防变，愈后防复发。

本系列丛书，每一册的主编皆为岭南名医，都是在其各自领域临床一线专研精深、经验丰富的知名教授。他们中，有中华医学会专科分会主任委员，有国家重点学科学术带头人，有中央保健专家。名医讲病，倾其多年经验，诊治心要尤为难得，读其书如同延请名医得其指点。名医一号难求，本系列丛书的编写，补此缺憾，以惠及更多病患。

广东省医学会汇集了一大批知名专家教授。《中国家庭医生》杂志社在医学科普领域成就斐然，月发行量连续30年过百万册，在全国健康类媒体中首屈一指，获得包括国家期刊奖、新中国60年有影响力的期刊奖、中国出版政府奖等众多国家级大奖。

名医名刊联手，致力于大众健康事业，幸甚！

2016年4月

前 言

赖 荷
全国重点临床专科广州医科大学附属第二医院过敏反应科主任、主任医师
中华医学会变态反应学分会常务委员
中国医师协会变态反应学分会常务委员
广东医学会变态反应学分会主任委员
广州医学会耳鼻咽喉科学分会委员
广州市预防接种异常反应调查诊断专家组成员

过敏性鼻炎是一个世界性健康问题，已经成为主要的呼吸道慢性炎性疾病，也是过敏性疾病中最常见的一种。近10年来，我国过敏性鼻炎患病率猛增，从11.1%上升到17.6%，6~11岁儿童的患病率较其他年龄组高，部分地区的达20.95%。

究其原因，主要与这些年我们的生活环境变化有关。

比如城市建筑高度和密度不断增加，阻隔了空气的流通；空调使用率增加，使室内过敏原的种类和浓度都有所提高，更容易引起过敏；空气污染，如空气中的臭氧、一氧化碳及二氧化碳等可能使人的气管变敏感，尤其是儿童。另外，饮食和情绪对过敏也有所影响。

在很多人看来，过敏性鼻炎只是一个小病，不会要命，远不如癌症、艾滋病可怕，治不治无所谓。但果真如此吗？

事实上，过敏性鼻炎的那些令人烦恼的症状，可能会毁掉你的生活：

鼻子堵塞、瘙痒、频繁打喷嚏、流水一般的鼻涕、头昏脑涨，这些症状不仅影响个人形象，也影响睡眠；对于儿童，过敏性鼻炎可

导致学习能力下降、多动症和注意力不集中，甚至影响到颌面部发育；而且有 30%~40% 的过敏性鼻炎还会发展成支气管哮喘，而支气管哮喘可危及生命，给患者的生活质量和社会经济带来严重影响。

但由于对过敏性鼻炎的认识不足，很多人将其症状当作感冒症状，不懂得识别过敏性鼻炎的早期症状，未能及早发现、及早治疗，耽误了治疗，直至病情不可逆转。

同时，网上充斥着大量似是而非的过敏性鼻炎信息、伪科普知识。很多人轻信游医及网络上所谓的"防治过敏性鼻炎秘方"，导致病情加重，饱受痛苦。

该书主要分为"基础篇　慧眼识病""治疗篇　该出手时就出手""生活行为篇　鼻过敏反应防守术"和"聪明就医篇　最高效的看病流程"四个板块，从过敏的病因、过敏性鼻炎的发生机制、过敏性鼻炎的诊疗与康复，到日常预防和保养等方面作了全方位深入浅出的详细介绍，寓科学实用、趣味通俗于一体，希望读者能从中了解过敏性鼻炎该怎么防，怎么治。

但限于时间和水平，书中难免有错漏和不足之处，恳请各位读者给予指正。

2017 年 12 月

目录 CONTENTS

名医访谈　耐得住性子，才治得好病 /1
自测题　/4

基础篇　慧眼识病

PART 1　怎么就过敏了　/2
什么是过敏反应　/2
过敏反应的类型　/4
为什么会出现过敏反应　/5

✉ 经典答疑　/10
经常发生过敏反应，说明免疫力强？ /10
为什么以前没有过敏反应的人，现在出现过敏反应了？ /10
怀孕期间，怎么预防孩子将来出现过敏反应？ /10
孩子出生后尽早接触过敏原，长大后减少过敏反应发生？ /11
过度洁净也会导致过敏反应？ /11
婴儿时期有异位性皮炎，长大以后就会有过敏性鼻炎吗？ /11

PART 2　为什么喷嚏打不停　/12
什么是过敏性鼻炎　/13
过敏性鼻炎的主要症状　/17

✉ 经典答疑　/19
过敏性鼻炎与普通感冒有什么区别？ /19
为什么梅雨期过敏性鼻炎易发作？ /20
为什么在冬天或进入空调房时，过敏性鼻炎易发作？ /20
为什么过敏性鼻炎在秋天容易发作及加重？ /20

目录 CONTENTS

PART 3　过敏反应，不仅在鼻　/21

不同年龄阶段的过敏反应表现 /21

📧 经典答疑 /27

长期患过敏性鼻炎会引起鼻咽癌吗？/27
过敏性鼻炎与鼻窦炎、鼻息肉有什么关系？/27
长期患过敏性鼻炎会导致哮喘吗？/28
过敏性鼻炎与焦虑、头痛有关系吗？/28

治疗篇　该出手时就出手

PART 1　如何诊断过敏性鼻炎　/30

什么状况下，应该就医 /30
过敏性鼻炎的诊断流程 /31

📧 经典答疑 /42

过敏性鼻炎患者都需要做过敏原检查吗？/42
有打喷嚏等症状，却没检查出过敏原，到底是不是过敏性鼻炎？/42
什么是妊娠期鼻炎？/43
什么是药物性鼻炎？/43

PART 2　怎么治，才最好　/44

过敏性鼻炎的分类 /45
治疗要按阶梯式 /46
过敏性鼻炎，对症选药 /48
过敏性鼻炎药物之间的比较 /62

✉ **经典答疑** /63
鼻用激素会影响孩子生长发育吗? /63
喷了激素类鼻喷剂,为什么会流鼻血? /63
过敏性鼻炎症状好转后,就能停药了吗? /63
一直吃同一种抗过敏药,但慢慢就没效了,为什么? /64
吃了抗过敏药,不但症状没缓解,还出了一身疹子,为什么? /64

脱敏治疗怎么做 /65

✉ **经典答疑** /71
"脱敏疫苗"对人体有害吗? /71
过敏反应非常严重,才需要脱敏? /71
只要符合适应证,就能做脱敏治疗吗? /71
过敏性鼻炎患者做脱敏治疗,都有效吗? /72
怎么知道免疫治疗是否起效? /72

其他治疗方式 /73

✉ **经典答疑** /74
开刀之后,过敏性鼻炎易复发? /74

孩子过敏发作了,怎么办 /75
其他特殊的过敏性鼻炎患者 /80

✉ **经典答疑** /82
过敏体质的人,孕期出现过敏症状,能否用药? /82

目录 CONTENTS

生活行为篇　鼻过敏反应防守术

PART 1　防守过敏原　/84

写"过敏日记",自己寻找过敏原　/84
容易诱发过敏性鼻炎和哮喘的过敏原　/85
常见的吸入性过敏原　/86
常见的食物过敏原　/93
母乳也过敏？妈妈进食要小心　/96

✉ 经典答疑　/97

过敏性鼻炎患者能养宠物吗？/97
养猫过敏,那么养狗、养兔子等动物也会过敏？/97
养特殊品种的"无毛"猫狗,也会诱发过敏反应？/98
兽毛、蚕丝、棉絮、羽绒会诱发过敏性鼻炎吗？/98

PART 2　生活护理　/99

治鼻炎,试试用盐水洗鼻　/99
鼻子再痒,也不能乱挖　/101

✉ 经典答疑　/103

柳絮纷飞时该怎么保养？/103
冬天常戴口罩,可减少过敏性鼻炎的发作？/103
小儿鼻涕多,怎么办？/103
孩子过敏性鼻炎合并中耳炎,日常护理应注意什么？/104
孩子过敏性鼻炎合并鼻窦炎,日常护理应注意什么？/104

PART 3　怎么吃才健康　/105

避开易引起过敏的食物　/105
常见食物过敏原的替代食物　/106
吃对食物,抗过敏　/108
这些营养素,可预防过敏　/109
鼻过敏患者的家常菜　/110

✉ 经典答疑　/113
从婴儿时期就服用益生菌,可降低患过敏性鼻炎的概率?　/113
保健品(如葡萄籽胶囊)能治疗过敏性鼻炎?　/113

PART 4　怎样住才健康　/114

适合鼻过敏者的居家设计　/114
室内空气,别污染了　/116
养过猫狗的房间,要彻底清洁　/117
防过敏反应,换个方式收拾家　/118
治螨诀窍——烫、洗、晒　/120
买除螨机?有吸尘器、洗衣机就够了　/123
防螨床品,舒适有效难两全　/126
除螨喷雾,看成分选购　/128
除螨贴,一次只能用3个月　/131
抽湿机,南方必备"神器"　/132

目录 CONTENTS

✉ **经典答疑** /136

睡醒后,应先把被子翻过来晾一晾,等潮气散去后再叠被子,这样能防螨? /136
衣物上阳光的味道,是烤螨虫的味道? /136
床垫、晒不透、洗不动,怎么除螨? /136
臭氧杀菌,对过敏性鼻炎患者有好处吗? /137
天然乳胶床垫、乳胶枕头能防螨吗? /137
儿童、孕妇可以用防螨床品吗? /137

PART 5 过敏性鼻炎,怎样运动才健康 /138

适合过敏性鼻炎患者的运动 /139
运动场所——别和雾霾"较劲" /140
合适的运动量——"有点累" /141
试试鼻保健操 /142

✉ **经典答疑** /145

过敏性鼻炎患者游泳时应该注意什么问题? /145

聪明就医篇　最高效看病流程

PART 1　如何就诊更高效 /148

鼻子过敏,看什么科 /148
就诊前要准备什么资料 /148
如何高效挂号 /149
如何与医生高效沟通 /152
出门旅游,先查医院 /153

名医访谈

耐得住性子，才治得好病

采访：《中国家庭医生》杂志社
受访：赖荷（广州医学院第二附属医院过敏反应科主任、主任医师，中华医学会变态反应学分会常务委员，广东省医学会变态反应学分会主任委员，广州医学会耳鼻咽喉科学分会委员，广州市预防接种异常反应调查诊断专家组成员）

约赖荷医生见面，她通常会把时间定在下午。

因为上午，从十点到十二点半，是门诊就诊高峰时间。

跟别的科室门诊不同，即使在就诊高峰期，广州医学院第二附属医院过敏反应科的门诊依然很安静。

候诊的人不急，坐在诊室里细细问诊的医生也不急。

赖荷说，因为急的病都不来这里，来这里的，都已经是不急的了。再说，要治好过敏性疾病，本就急不得，必须要仔细问清楚，才能找出过敏原。

就像查案一样，不能放过患者生活中的蛛丝马迹。

从耳鼻喉科到过敏科，很顺其自然的选择

赖荷从医，是很自然而然的事。

因为父母都是医生，父亲是头颈外科医生，母亲则从事药理研究，而她从小在中山大学中山医学院长大。

1986年毕业后，赖荷选择耳鼻喉科。2002年，转到过敏反应科。

据了解，广州医科大学附属第二医院（广医二院）的过敏反应科早

在 1979 年就成立了,是当时华南地区唯一成立过敏科的医院。2002年,广医二院的过敏反应科亟须进一步发展,需要一位年富力强的科室带头人。

因为赖荷有耳鼻喉科的工作经验,当时的院长找到她——在没有过敏反应科的时候,过敏性疾病中占了很大比例的过敏性鼻炎归耳鼻喉科管。

喜欢新挑战的赖荷,毫不迟疑地答应了。

其实,广医二院的过敏反应科最开始叫变态反应科。2000年左右,科室正式改名。

变态反应,是一个医学专业术语,但一般人理解不了。

"有些患者说,'我又不是变态,为什么要看变态反应科'。科室改名字,完全是因为患者有意见,他们说听着不舒服。"

中途放弃治疗,"太可惜了"

这些年,了解过敏性疾病的人越来越多,来看病的人也越来越多。

赖荷最深的体会是,很多人并没有耐心治病。

目前,要彻底摆脱过敏性疾病,脱敏治疗是唯一的方法。问题是,脱敏治疗的疗程很长。世界卫生组织建议疗程为 3~5 年。

赖荷说,如果不是特别严重的,比如支气管哮喘,很多患者坚持不了这么长的治疗时间。

"有些患者治疗一段时间后,发现疗效很好,就认为医生在骗他,故意要他做这么长时间的治疗,于是不再回来复诊。"

结果呢?一再复发。

此外,脱敏治疗要起效,最快都要 3~4 个月;要有稳定疗效,起码要连续治疗 1 年。

但有些患者等不及看到效果,就放弃继续治疗了。

"太可惜了。"赖荷说。

尽早治疗，才能阻止过敏征程

门诊患者中，最多的是儿童。

让赖荷印象深刻的是一个来自江西的患儿。他1岁起有异位性皮炎(特异性皮炎)，但不严重，过敏原的来源只有食物过敏。

2011年，他第一次来看病，后来因为路途遥远，他的父母没有再带他来广州复诊。

事隔多年后，几个月前，他又来了，但病情远比之前的严重。

从食物过敏，转变成对空气中的吸入性过敏原过敏，比如空气当中的霉菌。

之前经过治疗，皮肤问题已有所缓解，但最近3个月，发展成了全身泛发性皮炎，全身皮肤干燥、掉皮，摸上去就像砂纸一样。

"这是很典型的过敏征程。从一开始的婴儿湿疹，到儿童时期的异位性皮炎，然后逐步过渡到支气管哮喘、过敏性鼻炎。"

赖荷说，病人一旦在婴儿期有过异位性皮炎，各种过敏性疾病可能会伴随他一生。

"所以，最好就是在病人小的时候，就阻断这个进程。"

怎么阻断？

治疗的同时，定期监测。

一是监测食物过敏原对应的抗体水平。

如果抗体水平下降得较快，说明病人以后容易对这种食物耐受，可以再吃；如果下降幅度很小，甚至上升，那病人以后不能再吃这种食物的可能性很大，并且要3个月到半年复诊1次。

二是监测是否对空气中的过敏原过敏。

一旦发现，就要在早期进行脱敏。

自测题

根据现有症状,完成以下选择题,按照标准计算总分,判断患过敏性鼻炎的可能。

1. 最近数月是否持续有鼻塞、打喷嚏、流鼻水、鼻子痒等症状?( )
A. 是
B. 否

2. 鼻涕的颜色、性质为( )。
A. 清澈、稀薄,如水样
B. 颜色、性质出现除 A 外的其他类型

3. 喷嚏的特质为( )。
A. 持续时间长,多连续
B. 偶尔、短暂

4. 伴随症状包括( )。
A. 耳朵、眼睛和喉咙痒,头痛,失眠等
B. 发热、疲倦昏睡、全身不适

5. 发作时间为( )。
A. 特定季节
B. 没有时间规律

6. 持续时间为( )。
A. 数周至数月不等
B. 7～10天痊愈

7. 鼻子或眼睛不舒服的症状,在有香水等强烈气味的环境中,以及在有灰尘、有毛动物、霉菌或花粉环境下,是否会加重? ( )
A. 是
B. 否

8. 家族里有没有其他人是类似的情况? ( )
A. 有
B. 无

选A计1分,选B计-1分。总分大于或等于0分,则您患过敏性鼻炎的可能性较大。如果想知道更准确的结果,可到医院做专业的过敏原测试。

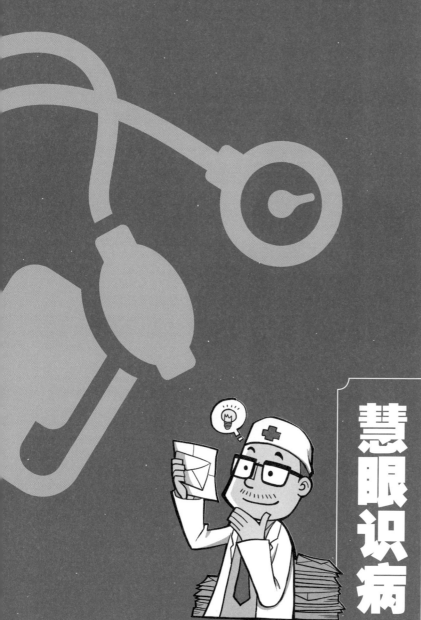

PART 1 ▶ 怎么就过敏了

什么是过敏反应

人的免疫系统可以看作一支身体保卫军队,能阻止"外敌"(细菌、病毒等)入侵;能将深入腹地的外敌清除;能建立"黑名单",曾经入侵过的外敌再次出现的话,能快速识别并清除。

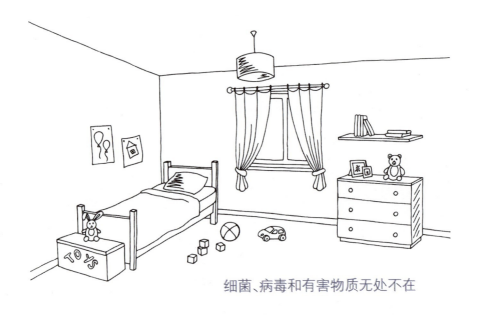

细菌、病毒和有害物质无处不在

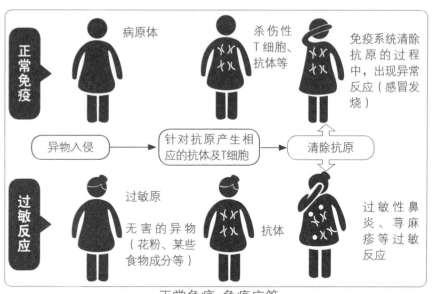

正常免疫、免疫应答

但是,这支军队也有"犯傻"的时候:过度敏感,对一些无害物质(如牛奶、鸡蛋等食物,伴随空气吸进去的花粉、尘螨等)反应过度,或者把自身组织当成外来物,视为"敌人",出动歼灭大军。

这一歼灭,就出事了,反而对自身的组织器官产生了破坏作用。

这些由免疫系统异常所引起的病症,就是人们常说的过敏反应。

小知识 什么是抗原、过敏原、抗体

抗原(antigen, Ag)是指任何可诱发免疫反应的物质。

过敏原又称为变应原、过敏物、致敏原、致敏物,是指能够使人发生过敏反应的抗原。多数是对人体无害的蛋白质。

抗体(antibody, Ig),属于免疫球蛋白(但免疫球蛋白并非都是抗体),主要功能是中和并破坏抗原。

过敏反应的类型

即人们常说的"过敏"。发生速度最快,接触过敏原后15~20分钟就发作,最快甚至不到1分钟。
例如:过敏性鼻炎、支气管哮喘、食物过敏、过敏性休克、湿疹、荨麻疹、血管性水肿。

直接针对靶细胞的免疫反应。
例如:新生儿溶血性贫血、异型输血反应、粒细胞缺乏症、血小板减少性紫癜。

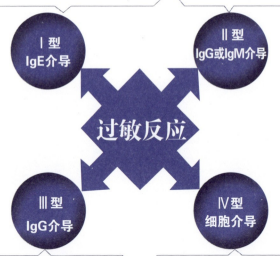

Ⅰ型 IgE介导

Ⅱ型 IgG或IgM介导

Ⅲ型 IgG介导

Ⅳ型 细胞介导

过敏反应

形成免疫复合物,沉积于毛细血管基底膜。
例如:肾小球肾炎、风湿热、血清病、类风湿病、系统性红斑狼疮、硬皮病、结节性多动脉炎。

迟发型,一般在过敏原刺激后24~72小时发生反应。
例如:接触性皮炎(比如对橡胶手套过敏)、结核菌素反应。

为什么会出现过敏反应

出现过敏反应主要受两个因素影响,一是遗传,二是环境。前者指过敏体质,后者指周围环境中的过敏原。

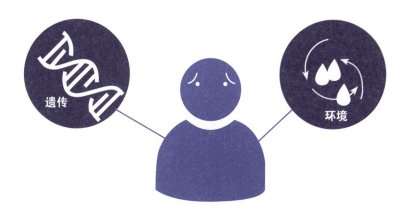

什么是过敏体质

免疫系统容易对过敏原反应过度,导致各种过敏性疾病,且找不到其他原因,即为过敏体质。如果是因为感冒、休息不好等原因,偶尔对某些物质反应过度,则不属于过敏体质。

父母都有过敏体质	70%
仅母亲有过敏体质	50%
仅父亲有过敏体质	30%

孩子获得过敏体质的概率

孩子有过敏体质，有什么特征

皮肤：湿疹（奶癣），皮肤痒，有密密麻麻的小红点、脱皮，严重时有水渗出。

湿疹在孩子出生后不久就出现了。

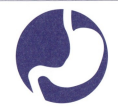

胃肠道：经常腹泻、呕吐、便秘或大便带血。

经常性腹痛、腹泻，有可能是对某些蛋白过敏，动物蛋白较常见。

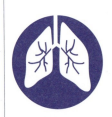

呼吸道：气喘、咳嗽、鼻炎。

鼻痒（揉鼻子）、打喷嚏、流清鼻涕或者鼻塞，6个月以内的孩子因为鼻子堵塞，吃奶时常哭闹，晚上睡觉爱翻滚。

咳嗽和喘息反复发作，喘息的声音像猫喘气，有"嘶嘶"的声音。

容易反复患气管炎、肺炎、慢性咳嗽，特别是运动或者吃巧克力以后咳嗽。

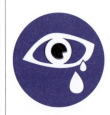

眼睛：过敏性结膜炎。

眼睛红、痒（揉眼睛），或者用额头在大人的身上或衣服上蹭，严重者也会出现频繁眨眼睛。

还有一些与过敏间接相关的症状容易被忽视——
患有过敏性鼻炎或眼过敏症的孩子，可能有面部异常抽动的表现。
行为上，可能有烦躁不安、易发怒、注意力不容易集中的表现。
还有一些孩子会有睡眠不安稳等表现。

过敏体质,并不一定发生过敏反应

所谓"一个巴掌拍不响",即使有过敏体质,只要不接触过敏原,也不会出现过敏症状。

近年来,过敏性疾病发病率不断增加,主要跟环境的变化有关。

比如城市建筑高度和密度不断增加,阻隔了空气的流通;空调使用率的增加,使室内过敏原的种类和浓度都有所提高,更容易引起过敏;空气污染,空气中的臭氧、一氧化碳及二氧化碳等可能使人的气管变敏感,尤其是儿童。

另外,饮食和情绪对过敏也有所影响。

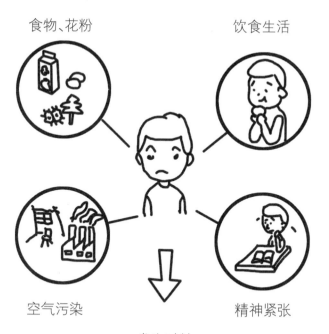

剖宫产的孩子更容易出现过敏反应

孩子出生时,在没有医学指征的前提下,应尽量顺产。剖宫产的婴儿,没有经过正常的产道挤压,对肺部发育无益。

此外,剖宫产还会影响婴儿肠道及皮肤益生菌的状况。顺产的婴儿在出生后1周内,就完成了肠道益生菌群的建立,肠道里99%的细菌都是益生菌。但剖宫产的婴儿,大概要经过6个月才能达到顺产婴儿1周的益生菌定植量。对新生儿来说,肠道菌群建立的时间,是免疫调控的最佳窗口期。这个时间过长,其免疫功能就会下降或紊乱,这样的孩子就特别容易出现过敏反应。

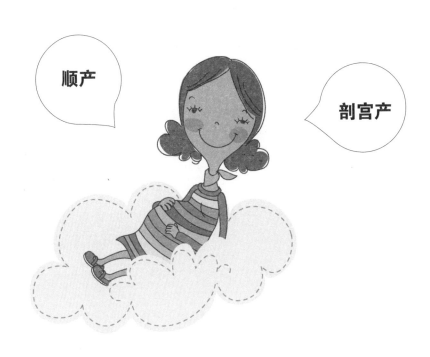

不喝母乳的孩子更容易出现过敏反应

妈妈吃进去的食物,其蛋白质会分解、重新合成,这样的蛋白质对孩子来说就是同种蛋白,刺激比较小。

另外,母乳里面含有大量的免疫蛋白,可以帮助孩子抗过敏、抗感染。母乳里还有益生菌,可以帮助孩子建立肠道的免疫系统,增强孩子的抗过敏能力。

所以,孩子出生后,建议尽量母乳喂养,且持续时间6个月以上。如果母乳绝对不足或其他人为因素导致不能进行纯母乳喂养,可适度添加水解蛋白配方奶粉 + 益生菌(双歧杆菌/乳酸杆菌)、DHA 等。

经典答疑

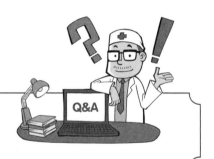

问：经常发生过敏反应,说明免疫力强?

答：过敏其实就是免疫不平衡。身体护卫军队会对无害物质反应过激,并不等于这支军队战斗能力强(即人的免疫力强),而是说明这支军队判断异物是否有害的能力差。

问：为什么以前没有过敏反应的人,现在出现过敏反应了?

答：可能是以前没有接触过这类过敏原,现在接触到了;或者因为后天因素,免疫系统变敏感了,比如工作压力大、环境污染等。

问：怀孕期间,怎么预防孩子将来出现过敏反应?

答：孕期,家里不能有吸烟环境,不养宠物,尤其是父母有过敏性疾病的;不要采用中式开放式厨房,以免做菜的油烟满屋飘散;不能大面积地用地毯、布艺沙发、毛绒玩具;孕期不要挑食,饮食结构要合理。

问：孩子出生后尽早接触过敏原，长大后减少过敏反应发生？

答： 美国《小儿科》杂志曾载：过敏儿宜养狗，能减少过敏。这是因为，通常认为，孩子出生后9个月内是调整免疫系统的窗口期。在此期间，接触常见的过敏原，不会增加孩子以后对这些东西过敏的概率，反而可能减少。

但目前这一理论也并非定论，还在研究阶段。

问：过度洁净也会导致过敏反应？

答： 是的。孩子的免疫系统需要得到方方面面的锻炼。周围环境中的细菌对孩子免疫系统的刺激是非常有用的。过度洁净（比如孩子的所有衣服都用消毒水泡，拿消毒液擦家具）对孩子来说没有任何好处。

此外，对孩子不要过度看护，如不让孩子出去玩，长时间憋在家里。

问：婴儿时期有异位性皮炎，长大以后就会有过敏性鼻炎吗？

答： 不一定。主要看孩子的免疫调整。大概有三分之一的婴儿在2~3岁之后，皮肤状况会改善，也没有出现气喘或过敏性鼻炎等症状。

PART 2 ▶ 为什么喷嚏打不停

近 10 年来,我国过敏性鼻炎患病率激增。

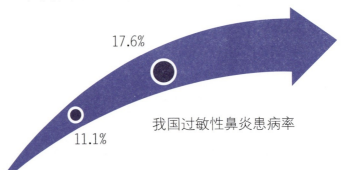

17.6%

11.1%

我国过敏性鼻炎患病率

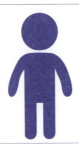
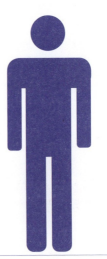

不同地区、年龄段儿童和青少年的调查结果差异较大,6~11 岁儿童相比于其他年龄组患病率高,部分地区达 20.95%。

本病常见于儿童和中青年人,初发年龄为 9~10 岁。

什么是过敏性鼻炎

鼻炎是指鼻腔黏膜出现炎症,表现为苍白、水肿,患者经常会出现鼻塞、流清水涕、鼻痒、喉部不适、咳嗽等症状。

过敏性鼻炎是鼻炎的一种,又称变应性鼻炎或变态反应鼻炎,属于Ⅰ型过敏反应,是机体暴露于过敏原后,主要由IgE抗体介异的鼻黏膜非感染性慢性炎性疾病,可能伴发一系列其他过敏症状。

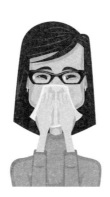

过敏性鼻炎发作时,你的身体正在经历什么

比如对某种植物花粉过敏的人,第一次接触这种花粉时,此为致敏阶段,没有什么症状,自身毫无感觉,但体内已经有反应了。

免疫大军的一员——B细胞,受花粉这种过敏原的刺激,变身成浆细胞,开始产生针对花粉的特异性IgE抗体。

当 B 细胞遭遇某种抗原时,人体内产生相对应抗体的过程就已经开始

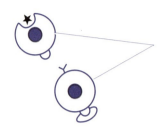
B 细胞识别抗原,并与之结合

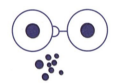
在 T 细胞的帮助下

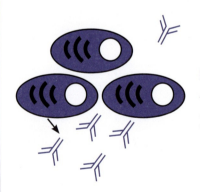
结合了抗原的 B 细胞开始分裂、分化,形成浆细胞,产生大量特异性 IgE 抗体

抗体

这些特异性 IgE 抗体在血液或淋巴液里游荡,遇到了其他免疫大军的成员——嗜碱性粒细胞以及分布在不同器官组织的肥大细胞,并与之结合。结合了特异性 IgE 抗体的肥大细胞和嗜碱性粒细胞,瞬间从一名普通战士进化为"特种兵",时刻准备着围剿对应的抗原。这个时候,身体处于致敏状态——过敏症状发作前的准备状态。

当人再次接触到这种花粉,致敏的肥大细胞、嗜碱性粒细胞与花粉结合后,立即释放出组胺和白三烯等一系列生物活性介质。这些介质可引起毛细血管扩张、血管通透性增加和液体渗出,还可以引起平滑肌收缩、分泌腺活动亢进等。

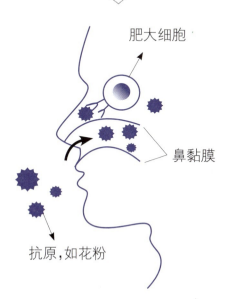

抗原与致敏状态的肥大细胞结合

肥大细胞

鼻黏膜

抗原,如花粉

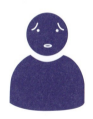 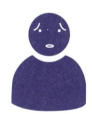

肥大细胞释放组胺等一系列生物活性物质,导致各种过敏反应的发生。

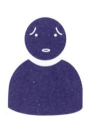 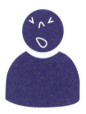

这些炎性介质作用在不同的器官，就会引起不同的过敏表现。

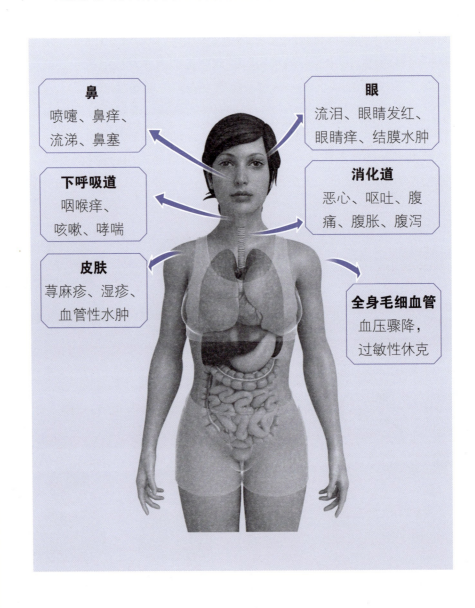

鼻
喷嚏、鼻痒、流涕、鼻塞

下呼吸道
咽喉痒、咳嗽、哮喘

皮肤
荨麻疹、湿疹、血管性水肿

眼
流泪、眼睛发红、眼睛痒、结膜水肿

消化道
恶心、呕吐、腹痛、腹胀、腹泻

全身毛细血管
血压骤降，过敏性休克

过敏性鼻炎的主要症状

体检医生检查鼻腔时会告诉你：你的鼻黏膜苍白水肿，鼻腔内有很多水样分泌物。

打喷嚏 剧烈且持续时间长，一次打3~5个喷嚏，甚至10~20个，多发生在特定时刻，比如翻被子、打扫卫生、野外游玩等。

流清水样鼻涕 开始时鼻涕如清水，慢慢地透明黏液性鼻涕增多；鼻涕量多，重者如水自流，常引起鼻前庭炎和上唇脱皮。如果合并细菌或病毒感染，还可能波及鼻窦、咽喉部、耳咽管。

鼻塞 开始时，两边鼻腔交替堵塞。随着病情加重，两边鼻孔都堵塞，完全不通气，生活和睡眠中只能靠张口呼吸，鼻音变重。

鼻痒 不由自主想去揉鼻子。

嗅觉减退或消失 鼻塞和鼻黏膜肿胀会挡住嗅神经与空气接触，从而闻不到气味，时间长了，嗅神经萎缩导致永久性嗅觉丧失。

眼睛发痒、流泪 经常揉眼睛、眼睛发红。

咽喉部不适 喉咙发痒、时常不经意地清喉咙。

慢性咳嗽 由于鼻涕往后流，刺激咽喉部，导致咳嗽或清嗓子，多见于学龄前儿童。

精神状态受影响 头晕、头痛、精神不济、焦虑，不容易入睡或睡不安稳。

幼儿因为无法表达，会有一些特殊表现

鼻塞：经常揉擦鼻子或张口呼吸。

鼻子痒，出现过敏性姿态：脸部扭曲、扮鬼脸；经常用手掌将鼻尖往上推，想借此减轻鼻痒和增大鼻腔空间，让呼吸通畅一些。

眼睛痒：会不自觉地揉眼睛。

黑眼圈：长期眼周血液循环不佳，血流缓慢，从而形成黑眼圈。如果控制好病情，黑眼圈会逐渐消失。

鼻皱褶：由于反复推鼻子，鼻梁的皮肤出现皱褶。

可合并支气管哮喘
注意力不集中，影响学习

经典答疑

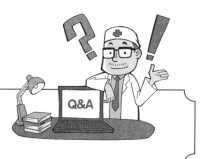

过敏性鼻炎与普通感冒有什么区别？

答：过敏性鼻炎：持续几个星期到几个月，一般要消除过敏原才能解除症状，往往反复发作；伴随耳朵、眼睛、喉咙发痒等症状，有时会头痛、失眠；鼻涕清澈、稀薄、水样；打喷嚏剧烈、持续时间长。预防措施主要是避免接触过敏原。

感冒：病情持续一周左右，主要症状为发热、疲倦昏睡、全身不适；鼻涕颜色与性质随病情而变；偶尔、短暂出现打喷嚏。预防措施主要是提高抵抗力、多锻炼。

问：为什么梅雨期过敏性鼻炎易发作？

答： 梅雨季，居家环境潮湿，滋生大量霉菌。过敏性鼻炎患者吸入空气中的霉菌，就可能发作。

问：为什么在冬天或进入空调房时，过敏性鼻炎易发作？

答： 空调的冷气会刺激鼻腔黏膜内丰富的末梢神经，导致黏膜快速收缩和舒张、鼻腔腺体分泌增加。对过敏性鼻炎患者来说，这些反应会放大，进而表现出流清鼻涕、打喷嚏等症状。

另外，空调里滋生的尘螨、霉菌等过敏原，亦可诱发鼻炎发作。

建议：室内空调温度最好在26摄氏度以上；进空调房前，在门口处多站一会，让呼吸道有一个适应的过程。

问：为什么过敏性鼻炎在秋天容易发作及加重？

答： 主要因为秋高气爽，空气中的漂浮物体重变轻，能在空中漂浮更长时间，而且秋季比较干燥，鼻腔容易受到外来刺激物的影响。

建议尽量减少户外活动，尤其在花粉扩散的高峰时间。如需外出尽量戴口罩。另外，要保持室内空气的湿度，避免让鼻子太过干燥。

PART 3
过敏反应，不仅在鼻

不同年龄阶段的过敏反应表现

不同年龄阶段，过敏反应表现不一样。

原因，一是过敏原的种类发生着变化，二是身体的生理状况也在发生变化。

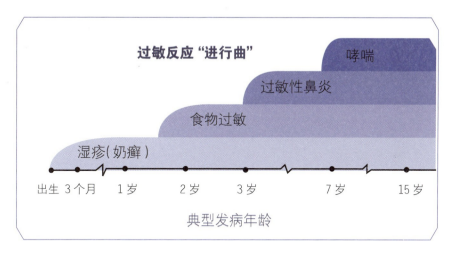

2岁前,以湿疹开始,食物过敏为主

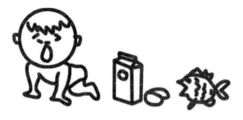

引发过敏反应的原因比较集中,大部分是食物过敏。因为宝宝这时候和外界接触不多,基本都是通过母乳和其他的食品,接触到过敏原。

▶ **湿疹**

过敏反应进程通常从湿疹开始,从婴儿刚出生,直到2岁之前,都是婴儿湿疹高发期。

▶ **腹泻**

因过敏反应引发的腹泻,和湿疹几乎同一时期发作。

预防策略

避免食入会引起过敏反应的食物,并且避免使用会引起过敏反应的肥皂、沐浴露等日常用品。

2岁后，以呼吸系统症状为主

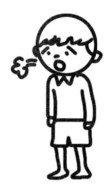

2岁后，儿童与外界接触的机会越来越多，吸入物导致的过敏反应也越来越多。而随着消化系统和自身免疫系统的完善，食物引发的皮肤和消化道过敏症状慢慢减少。

▶ 过敏性鼻炎和过敏性哮喘

这时儿童开始出现各种由过敏原引发的呼吸系统问题，最常见的是反复发作的过敏性鼻炎和过敏性哮喘。

预防策略

尽量远离过敏原。如果不知道对什么过敏原过敏，最好到过敏反应科（变态反应科）筛查一下过敏原。

孩子过敏，耳朵不好

鼻腔后面的鼻咽部与中耳腔之间是相通的，如此可以调节中耳的压力。当发生过敏性鼻炎时，鼻黏膜水肿，耳咽管被阻塞，中耳腔中的空气逐渐被黏膜吸收，而外界气体不能进去，中耳腔内形成负压，引起中耳黏膜血管扩张、淤血，血管壁通透性增加，出现漏出液。如果负压长时间不解除，中耳黏膜会增厚，分泌物增加，最后导致分泌性中耳炎。

中耳炎会引起听力受损，表现为耳朵胀，耳朵里有气泡声，说话时感觉自己的声音变大、有回音，外部的声音变小或嗡嗡叫，有时会出现耳鸣，导致注意力不集中。

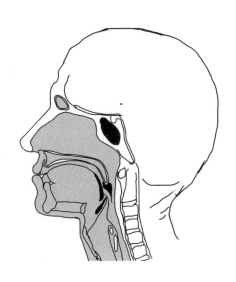

有过敏性鼻炎,也会有黑眼圈

眼睛周围的血管必须经过鼻腔回流。但是,鼻子过敏的人,鼻黏膜容易充血肿胀,压迫回流到心脏的血管,导致眼睛部位的血液循环不畅,鼻黏膜下血管扩张,从而形成黑眼圈。如果控制好病情,黑眼圈会逐渐消失。

此外,鼻子过敏的人,往往会合并眼结膜过敏,出现眼睛痒、结膜充血等症状。

长期过敏,孩子变丑

过敏性鼻炎是腺样体肥大的危险因素。

因过敏性炎症的不断刺激,腺样体会发生病理性增生,可迅速增生肥大,加重过敏性鼻炎的鼻塞,从而导致张口呼吸。尤其是夜间睡眠时,舌及咽部的肌肉放松后,舌根向后方轻度下垂,呼气受阻,会使症状加重。

小儿腺样体肥大的外在表现为,鼻塞、张口呼吸、反复咳嗽,睡觉打鼾,睡眠时辗转反侧、踢被子、初睡时多汗,长时间不治疗可出现"腺样体面容"。

| 颌骨变长 | 腭骨高拱 | 牙齿不整齐 |

腺样体面容　　　　　　正常面容

| 上门牙突出 | 嘴唇变厚、上翘 | 表情呆滞，反应力下降 |

经典答疑

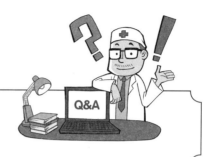

问：长期患过敏性鼻炎会引起鼻咽癌吗？

答：基本不会。研究显示，鼻咽癌的发生与EB病毒有关，过敏性鼻炎与鼻咽癌之间没有直接因果关系。

问：过敏性鼻炎与鼻窦炎、鼻息肉有什么关系？

答：三者间互相影响。

由于鼻黏膜长期水肿，过敏性鼻炎患者可能会形成鼻息肉。鼻腔受到的感染，会影响鼻窦，当鼻窦中的黏膜肿胀、发炎时，就表示出现了鼻窦炎。而鼻息肉堵塞鼻窦窦口，妨碍通气引流，导致鼻窦分泌物引流不畅，会加重鼻窦炎。

问:长期患过敏性鼻炎会导致哮喘吗?

答: 过敏性鼻炎与哮喘具有相同的发病机理,两者是"同一疾病"。如果过敏性鼻炎不干预,30%~40%会继续发展成支气管哮喘。

问:过敏性鼻炎与焦虑、头痛有关系吗?

答: 长期鼻塞,鼻黏膜过度水肿,堵塞鼻窦的开口,导致鼻窦里的空气减少,进而出现反射性头痛。这也容易引起入睡困难、睡眠不足、精神不济,进而影响情绪,导致焦虑。

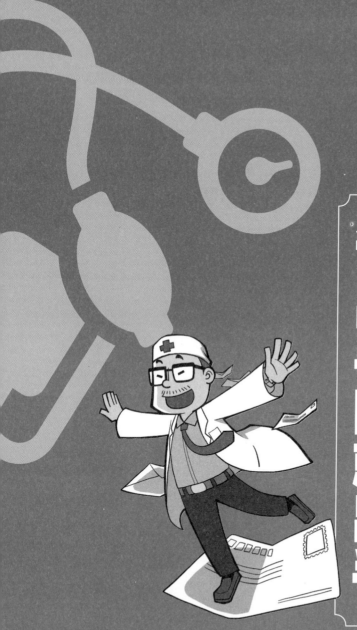

该出手时就出手

治疗篇

PART 1 ▶ 如何诊断过敏性鼻炎

什么状况下，应该就医

一般来说，偶尔出现鼻塞、多打几下喷嚏，不需要看医生。如果症状反复在同一时间、同一地点下发作，并逐渐加重，这就需要看医生了。比如：

- 出现过敏性鼻炎的合并症，如结膜炎、中耳炎、鼻窦炎、鼻息肉等。
- 病情有变化，比如过敏症状与过去明显不同。
- 过敏性鼻炎已经严重影响睡眠休息。
- 出现气喘、咳嗽，导致无法正常休息。
- 症状持续出现，药物也无法缓解。

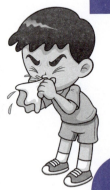

过敏性鼻炎的诊断流程

诊断的目的,一是确定是不是过敏性疾病,是哪一种过敏性疾病;二是查明引起过敏反应的过敏原。

并不是每一位过敏性鼻炎患者都需要做全套检查。根据医生的经验,以及患者的实际情况,检查项目可能会有所不同。

问病史、听诊、触诊

问病史

如:鼻子的症状出现多久了?频率如何?出现症状时是否在特定的场所、特定的时间?等等。

检查咽喉

检查咽喉处有无红肿等发炎情况,如果有发炎,则可能是感冒。

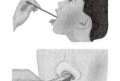

检查鼻腔

用鼻腔镜检查鼻腔内部,看有无鼻黏膜充血、鼻息肉等。典型的过敏性鼻炎患者的鼻黏膜苍白水肿,以下鼻甲最为明显。

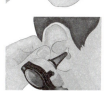

检查耳朵

用耳镜检查耳朵内部,看有无鼓膜发炎等中耳炎表现。

肺部听诊

判断支气管有无发炎,是否有气喘。

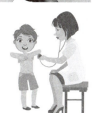

用手在鼻子或眼窝周围轻轻拍打

如出现疼痛,则是急性鼻窦炎的表现。

此外,例行检查还包括,量血压、测体温、测脉搏等。

实验室检查

血液检查

查嗜酸性粒细胞。若无并发症,除了嗜酸性粒细胞数可能增高3%~7%,血细胞计数一切正常,血沉一般也正常。

细胞学检查

检查鼻分泌物(即鼻涕)和痰液。

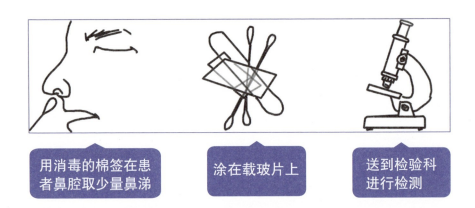

用消毒的棉签在患者鼻腔取少量鼻涕 | 涂在载玻片上 | 送到检验科进行检测

结果分析

◆过敏性鼻炎患者的鼻涕中,可见较多的嗜酸性粒细胞、嗜碱性粒细胞和杯状细胞,尤其是嗜酸性粒细胞。如果分泌物中出现大量的嗜酸性粒细胞,则高度怀疑是过敏。

◆如果是中性粒细胞占上风,则要考虑感染的问题。

◆如果嗜酸性粒细胞与中性粒细胞比例相当,则要考虑过敏与感染同时并存。

鼻活体检查

可提供进一步的诊断资料。

结果分析

过敏性鼻炎鼻黏膜的典型改变是,嗜酸性粒细胞浸润、基底膜破坏和细胞碎屑。发生感染时则有中性粒细胞浸润。

测定血清过敏原抗体

血清特异性 IgE（sIgE）：测定患者血液（或鼻分泌物）有无特异性 IgE 抗体,可作确诊过敏性鼻炎的依据,更重要的是确定患者对哪些东西过敏（过敏原）。

适合哪些患者？
- 对皮肤点刺试验结果有疑问者。
- 患有较大面积皮肤病者。
- 不能中断药物治疗（如H1抗组胺药、长期全身用糖皮质激素、三环类抗抑郁药物）者。
- 不能配合的患者（如小孩子）。
- 病史提示点刺试验存在过敏性休克风险者。

皮肤试验

常用皮肤点刺试验,看患者能否对所测试的过敏原产生反应,程度如何。

| 以适宜浓度和微小剂量的各种常见过敏原制剂,滴在手臂皮肤上 | | 用点刺针穿过滴液刺入皮肤 | | 如患者对此过敏原过敏,则会在相应部位出现风团和红晕 |

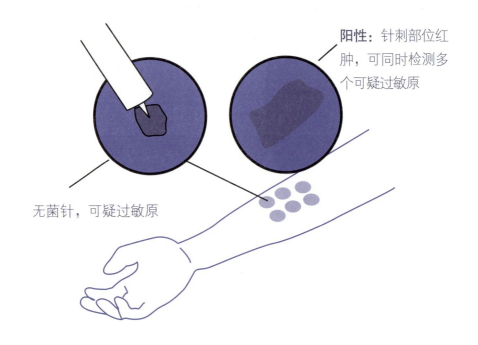

阳性：针刺部位红肿，可同时检测多个可疑过敏原

无菌针，可疑过敏原

> **注 意**
>
> ①皮肤点刺试验结果可受到部分因素，如患者年龄、皮肤敏感性、使用药物、内分泌、季节等影响，在结果判定时亦需注意。
>
> ②少部分患者可能产生迟发反应，即点刺后的6~12小时，出现皮试部位的阳性反应。

血清sIgE检测与皮肤点刺试验的比较

项目	血清 sIgE 检测	皮肤点刺试验
敏感度	敏感	敏感
特异度	较高	比较高
药物影响	对结果无影响，无需提前停用抗组胺药和其他一些对皮肤点刺试验有影响的药物	抗组胺等药物对结果影响较大
皮肤条件	不受皮肤条件的限制	要求高，全身泛发性皮疹或正处于过敏期者，不宜作皮肤点刺试验
适合人群	适用于任何年龄的患者	由于仅刺穿表皮，虽然不会出血，但有轻微痛感，婴幼儿、年纪较大的老年人不适用
结果判定	客观，定量系统分6级	有一定主观性
风险性	无	有一定风险，如发生过敏反应
价格	较昂贵	低廉

过敏原检测,要准备什么

(1)试验前应停用抗过敏或抗炎药物,如扑尔敏、酮替芬、氯雷他定、伪麻黄碱等。

扑尔敏、酮替芬等第一代抗组胺药	应停药3天以上
第二代抗组胺药	属长效抗组胺药,应停用1周
糖皮质激素	不但会抑制皮肤的速发反应,也对迟发反应有影响,故长期使用者需停药1~4周,具体时间遵医嘱进行

(2)全身泛发性皮疹或正处于过敏期者,不宜作皮肤点刺试验。

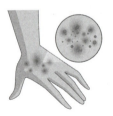

(3)皮肤点刺试验尽管很安全,但也是过敏原的激发试验,临床有时可出现腹痛、呕吐、全身荨麻疹、哮喘发作,甚至过敏性休克等全身反应。尤其是对于患儿,皮试后应严密观察,不要离开观察区,如有不适,应立即找医生处理。

  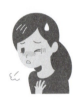

激发试验

激发试验是过敏原检查的金标准,可以明确查出导致患者过敏性鼻炎的过敏原。此方法在欧洲部分国家是常规检查。

某些患者皮试结果阳性,但在植物开花时期的表现,与发病时症状并不一致时,也可采取这些方法进行诊断。

激发试验的缺点是费时,一次只能做一种过敏原试验。

鼻黏膜激发试验

一般来说,鼻黏膜试验是比较安全的,个别全身反应,一般都能自行缓解。

操作

有许多种方法。最常见的是以下两种。

(1)患者进入一个密封舱内看书或看电视等,医生把一定量的过敏原均匀地散发到舱内的空气中,在一定的时间内观察患者是否出现临床表现,如打喷嚏、流涕。

这是模拟人在自然的空气环境中的情况,是确诊过敏原的最好的方法,但场所造价和维护费用昂贵。

(2)用过敏原的水溶液进行检查。首先把生理盐水小纸片放到患者一侧的鼻腔里,若10分钟内不出现症状,再把泡有过敏原的相同大小的纸片放到患者另一侧鼻腔中,观察15分钟。若出现临床表现,则是阳性,证明患者对该过敏原过敏。

目前,我国多使用这种方法。

结果分析

◆ 若患者皮试结果呈阳性,或血清中过敏原特异性 IgE 检测结果呈阳性,而做鼻黏膜激发试验的结果却是阴性,这是因为,过敏性疾病是全身性疾病,如果过敏的靶器官不在鼻腔,虽然有与过敏性鼻炎相似的临床表现,也不是过敏性鼻炎。

◆ 若患者皮试结果呈阴性,血清中过敏原特异性 IgE 检测结果呈阴性,但做鼻黏膜激发试验结果却是阳性,这也是过敏性鼻炎的一种,医学上叫局部过敏性鼻炎。

注意

不要自己在家进行鼻黏膜激发试验,以免出现意外。

支气管试验

一般过敏性鼻炎的患者都应该进行支气管激发试验,看支气管是否处于高反应状态,如处于高反应状态,以后就可能出现支气管哮喘的症状。

也就是说,做这个试验,是为评估过敏性鼻炎患者以后出现支气管哮喘的可能性。

操作

目前,我国进行支气管激发试验,是用组胺或乙酰胆碱。

如何诊断过敏性鼻炎

给患者做肺功能检查

→ 如果肺功能正常 → 从低到高给患者吸入不同剂量的组胺或乙酰胆碱，每吸入一个剂量后进行肺功能检查。

- 如果患者吸入最高量后，肺功能下降不明显，证明患者的支气管正常。
- 如果吸入一定的量后肺功能下降超过未吸入过敏原时肺功能的20%，证明支气管处于高反应状态，为阳性，应终止检查。
- 如患者出现明显的气紧、气喘，医生会给予药物以缓解症状。

→ 如果肺功能不正常 → 给患者吸入一定剂量的硫酸沙丁胺醇溶液，过一定的时间（约20分钟），再进行肺功能检查。

如果患者的FEV1（一秒用力呼气容积，评估肺功能的指标）恢复超过15%，或FEV1 增加绝对值≥200毫升，则为阳性，证明患者支气管处于痉挛状态，用支气管舒张剂可以使支气管舒张。

注意

● 支气管激发试验应该在哮喘缓解期进行。
● 试验前停用抗过敏药，停药时间参考过敏原检测前的停药时间。

治疗篇　该出手时就出手

仪器检查

如果医生认为病情不单纯,怀疑还有气喘、鼻窦炎或头部问题,可能会安排头部CT、胸部X光等检查。

◆ **胸部X光检查、头部和鼻窦CT检查**

当有呼吸急促、呼吸困难、气喘发作时,可能需要做胸部X光或CT检查,以确定是不是感染,或是其他原因引起的症状。如果伴有鼻窦炎,则需要做头部和鼻窦CT。

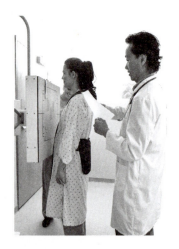

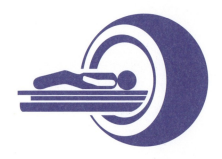

◆ **核磁共振成像（MRI）检查**

需要进一步确诊时，医生可能会依部位需要，安排这个检查项目。

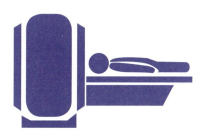

◆ **耳鼻喉超声波检查**

主要是为了检查鼻窦的病变。

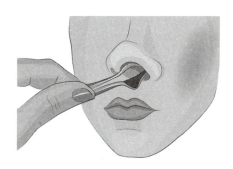

经典答疑

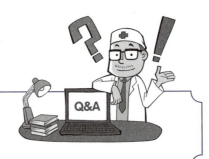

问:过敏性鼻炎患者都需要做过敏原检查吗?

答:一般而言,所有过敏患者都需要做过敏原检查明确诊断。有些鼻炎和过敏性鼻炎症状很相似。只有检查过敏原,才能正确诊断。正确的诊断是正确治疗的前提。

问:有打喷嚏等症状,却没检查出过敏原,到底是不是过敏性鼻炎?

答:虽然没查出过敏原,但这并不代表不是过敏性鼻炎,而是没有查到这个过敏原。

大部分病人都是对比较常见的过敏原过敏的,如果并非常见过敏原,就要留心食物、药物或工作场所的空气或接触中的物质(职业性过敏也会发生)。有时候接触某种物质几个小时后,或许还需要有另外物质的刺激,才会出现症状。所以,当某个症状反复发作,应该及时看医生,不要自己随便用药。

问：什么是妊娠期鼻炎？

答：妊娠期鼻炎诊断依据为妊娠前无血管运动性鼻炎、过敏性鼻炎和鼻—鼻窦炎病史的妇女，在妊娠期间以鼻塞为主要症状，大多发生在妊娠后期。

患者在分娩后的2周内鼻塞症状会完全消失，不留任何后遗症。

治疗上忌用减充血剂及慎用糖皮质激素喷雾剂，鼻塞严重可用淡盐水冲洗鼻腔。

问：什么是药物性鼻炎？

答：这是一种药物诱发的非过敏性鼻炎，主要是由于长期使用鼻用减充血剂或其他药物而引起的鼻黏膜慢性中毒反应。

除减充血剂外，还有许多药物可以引起药物性鼻炎，比如 α2 受体激动剂、抗精神病药物利血平、扩血管药物磷酸二酯酶5型抑制剂等。

临床表现有鼻塞、流涕及嗅觉减退、头痛、头晕等。与过敏性鼻炎的主要区别在于，皮肤点刺试验及血和鼻分泌物的特异性IgE抗体检测均为阴性。

无论何种药物引起的药物性鼻炎，治疗上应立即停用该药物，同时可进行鼻腔冲洗，同时找医生进行治疗，一般需要一定时间，才能缓解症状。

PART 2 ▶
怎么治,才最好

目前,过敏性鼻炎的主要防治方法包括:避免接触过敏原、药物治疗、过敏原特异性免疫治疗(脱敏)及健康教育。

避免接触过敏原

这是预防过敏性鼻炎最有效的方法,也是治疗过敏性鼻炎的基础。

比如,对花粉过敏者,在花粉播散季节尽量减少外出。

药物治疗

给予鼻喷激素、抗过敏药。

过敏原特异性免疫治疗(脱敏)

此为可能通过免疫调节机制,改变过敏性鼻炎自然进程的治疗方式,包括皮下注射和舌下含药,需要坚持3~5年。

其他疗法

合并其他鼻腔疾病时可以选择外科治疗。

过敏性鼻炎的分类

根据病程,过敏性鼻炎分为间歇性和持续性两类;也有分为季节性和常年性。

根据病情严重程度,即症状对生活质量的影响,进一步分为轻度和中－重度。

间歇性
症状发生的天数:
● ＜4 天／周;
● 或病程＜4 周。

持续性
症状发生的天数:
● ＞4 天／周;
● 或病程＞4 周。

轻度
● 睡眠正常;
● 日常活动、体育和娱乐正常;
● 工作、学习正常;
● 无令人烦恼的症状。

中－重度
下列一项或多项:
● 不能正常睡眠;
● 日常活动、体育锻炼、娱乐等受影响;
● 不能正常工作或学习;
● 有令人烦恼的症状。

治疗要按阶梯式

根据过敏性鼻炎的类别及严重程度，按"阶梯性"用药，包括什么时候用抗组胺药、鼻内糖皮质激素，什么时候又该加用减充血药物等，都有较为明确的说明。而不是像许多老病号，抗过敏药、激素、麻黄碱，吃的、喷的、便宜的、贵的，都拿来试试。

阶梯式治疗方案适用于青少年及成人。

简单来说——

轻度、间歇性过敏性鼻炎患者

- 如果症状不是出现在你居住的地方，一般只要口服或者局部应用抗过敏药。
- 如果症状出现在你居住的地方，则需要找医生进行系统的治疗。
- 如果无法避免存在于空气中的过敏原，应该尽早进行脱敏治疗。

如果病情缓解，医生会逐步降级治疗；如果没有改善，则升级治疗。过敏性鼻炎的治疗需要一定的疗程，不要自己停药。

过敏性鼻炎是否有根治的方法

根治是指以后不再复发。但对过敏性鼻炎来说,目前并无根治方法。

患者也不要因此心灰意冷、放弃治疗。因为持续的科学治疗,确实能大大减轻过敏症状。当患者掌握自身的过敏原与发病特性之后,就可以像正常人一样生活。

看中医还是看西医

在过敏性鼻炎的治疗上,西医主要着重诊断,依据科学的方法找出病因(过敏原),当有并发症的时候,也可以用各种仪器,加以证实并做对症处理,而西药可以减轻及预防过敏发作的症状、避免并发症的发生。有些病情需手术,则要接受西医治疗。

中医的一些药方、针灸或穴位按摩等方法,对治疗过敏性鼻炎有帮助。

不过,如果要接受中医治疗,建议先以西医的方法确诊,再接受中医治疗,最好是中西医结合治疗。

过敏性鼻炎，对症选药

常用药物一览

同样的过敏性鼻炎，往往有不一样的恼人症状。在阶梯式治疗的原则上，还要对症来选药。

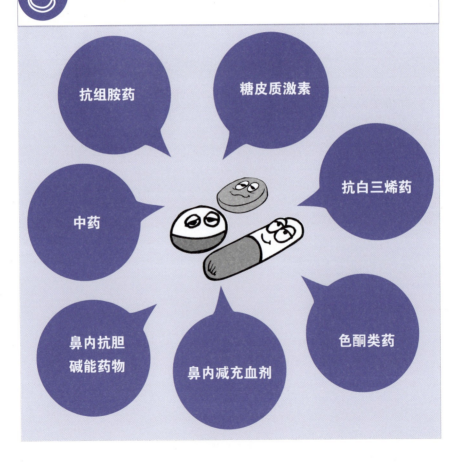

- 抗组胺药
- 糖皮质激素
- 抗白三烯药
- 中药
- 色酮类药
- 鼻内抗胆碱能药物
- 鼻内减充血剂

药物一:H1 抗组胺药

有效缓解鼻痒、喷嚏和流涕。

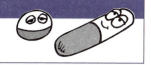

组胺是身体受过敏原刺激后,肥大细胞所释放出来的物质。组胺会引起各种过敏症状,而抗组胺药,顾名思义,能抑制组胺发生作用。

口服抗组胺药

推荐口服第 2 代或新型 H1 抗组胺药(也称 H1 受体阻断剂),可有效缓解鼻痒、喷嚏和流涕等症状。

第一代 H1 抗组胺药

即传统的抗组胺药,具有良好的抗过敏和止痒作用,且价格便宜、疗效可靠。

但常有明显的镇静作用和抗胆碱作用,可引起嗜睡、幻觉、口干、瞳孔散大等不良反应。还会影响人的警觉性和反应性,因此,司机、高空作业者,上班时间要避免服用此类药。作用时间短,每日需服药 2~4 次,也使其应用受到了一定的限制。

代表药:扑尔敏、苯海拉明、赛庚啶、酮替芬、异丙嗪等。

第二代 H1 抗组胺药

药效与第一代相近或强于第一代,具有镇静作用小,无抗胆碱作用等优点,且作用时间长,每日口服 1~2 次。

代表药:西替利嗪、氯雷他定、咪唑斯汀、美喹他嗪、依巴斯汀等。

> **注 意**
>
> 儿童口服第二代 H1 抗组胺药治疗过敏性鼻炎是安全有效的。

第三代 H1 抗组胺药物

此为第二代抗组胺药的代谢物,既没有镇静作用,也没有发现明显的心脏毒副作用,与其他药物的相互作用也小,是更安全的新型抗组胺药,可以更好地控制过敏性鼻炎的症状,并对预防哮喘病有一定作用。

代表药:地氯雷他定、左旋西替利嗪、非索非那丁等。

鼻用 H1 抗组胺药

直接将 H1 抗组胺药用于鼻腔,可使高浓度的药物有效地到达靶组织,起效快,不良反应少。

一般在 30 分钟内起效,用于间歇性或轻度持续性过敏性鼻炎的一线治疗。但通常需要每日给药 2 次才能维持满意的疗效。

代表药:氮卓斯汀、左卡巴斯汀鼻喷剂等。

药物二：糖皮质激素

对于打喷嚏、流涕、鼻塞三大症状，效果都好。

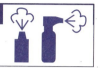

糖皮质激素本来是人体肾上腺分泌的皮质激素，现在可人工合成。它能抑制组胺等过敏介质所产生的过敏症状。

鼻用糖皮质激素

此为目前中－重度过敏性鼻炎的首选治疗。尤其是对缓解鼻塞的疗效，优于抗组胺药物。

儿童患者，可在医生的建议下使用。

每日1次，一般在首次给药后6~8小时开始起效，数天后临床症状出现改善，2周左右达到最大疗效。

在鼻内应用糖皮质激素，可以联合应用抗组胺药物治疗。

对于季节性发作的中－重度间歇性过敏性鼻炎患者，可以在花粉季节来临前1~2周开始吸入。

代表药：布地奈德、糠酸莫米松、丙酸氟替卡松等鼻喷剂。

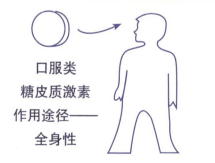

口服类
糖皮质激素
作用途径——
全身性

吸入性
糖皮质激素
作用途径——
鼻腔、气管、
支气管、肺部

鼻内激素使用方法：
（1）摇匀喷瓶。

（2）向下注视,右手握喷瓶喷左鼻孔,喷嘴稍伸入鼻腔,朝向外侧壁。

（3）轻压喷嘴 1~2 次(朝两个不同方向)。

（4）换手,喷右鼻孔。

（5）不要用鼻子用力吸气。

> **注意**
>
> （1）吸糖皮质激素,通常在吸入后 3~5 天才显示出明显疗效,而不像麻黄素滴鼻液等药物,可以立即见效。因此,在使用初始阶段,不要因为见效较慢而着急,更不应因此而随便加大剂量。必须持续而规律使用,才能取得理想疗效。
>
> （2）使用前应清洁鼻腔、将鼻涕等擤净。
>
> （3）使用时偶有鼻部刺激症状,通常很快自行消失。
>
> （4）症状控制后,要常复诊,让医生检查鼻腔黏膜的炎症是否已经控制。如果炎症消退,要逐步降低用药剂量。
>
> （5）如合并鼻腔内细菌感染,应配合抗生素治疗。

口服激素

全身长时间使用激素可能导致严重不良反应,故口服激素一般不用于过敏性鼻炎治疗一线药物。

但下列几种情况可考虑短期用药:

（1）严重鼻塞。

（2）一线药物不能控制症状。

（3）伴有鼻息肉,局部用药不能到达整个鼻腔。

> **注意** 儿童、孕妇以及有已知用药禁忌者,应避免口服糖皮质激素。

药物三：抗白三烯药

对过敏性鼻炎伴哮喘有效。

口服抗白三烯药(白三烯受体拮抗剂)的疗效，与口服抗组胺药相当，是治疗过敏性鼻炎伴哮喘的重要药物。

2015年，我国《过敏性鼻炎诊断和治疗指南》已经把它列为一线治疗药物，对鼻塞症状的改善比抗组胺药好。

对于成人和儿童季节性过敏性鼻炎，以及学龄前儿童持续性过敏性鼻炎，建议使用口服抗白三烯药物。

可单独口服，也可与鼻内糖皮质激素或鼻用抗组胺药物联合使用，特别是伴有哮喘的过敏性鼻炎患者。

代表药：孟鲁司特、扎鲁司特等。

药物四：色酮类药

用于治疗过敏性鼻炎和过敏性结膜炎。

鼻内局部使用色酮类药物，对缓解鼻部症状有一定效果。

但通常起效较慢，在用药1～2周后出现疗效，且持续时间短，一般需每日多次给药(色甘酸钠3～4次／日，奈多罗米2次／日)。

所以，色酮类药物一般作为过敏性鼻炎的二线药物，可作为预防性治疗，用于过敏性鼻炎症状出现之前，效果较好。

眼内局部用药也可使用色酮类药物(滴眼液)，对缓解眼部症状有效。

色酮类药物具有极好的安全性，儿童和妊娠期妇女都适用。

代表药：色甘酸钠、奈多罗米等。

小结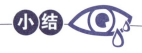

对于过敏性鼻炎的眼部症状,可眼内局部使用色酮类药物(色甘酸钠滴眼液)或者 H1 抗组胺药(氮卓斯汀滴眼液)。

药物五:鼻内减充血剂

鼻塞特别严重的,短暂缓解鼻塞。

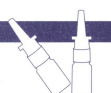

这类药物的作用原理,是使患者鼻黏膜下的血管收缩,从而缓解鼻塞等症状。

需要与其他鼻炎治疗药物联用。此类药物只能短期应用,否则容易引起药物性鼻炎。

代表药:伪麻黄碱、羟甲唑啉、赛洛唑啉等。

注意

(1)局部使用糖皮质激素才是缓解鼻塞的根本方法,减充血剂仅可作为缓解鼻阻塞的辅助性、短期用药(< 5 天)。长期使用(> 10 天)容易导致药物性鼻炎。

(2)不建议使用口服减充血剂和 H1 抗组胺药组成的复方制剂(目前,临床上有伪麻黄碱与西替利嗪、氯雷他定等抗组胺药组成的复方制剂)。

(3)不建议常规使用口服减充血剂。

(4)不建议学龄前儿童使用;孕妇禁用。

(5)心血管疾病、前列腺肥大、青光眼、甲亢等疾病的患者慎用。

药物六：鼻内抗胆碱能药物

止鼻涕。

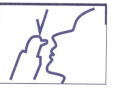

对过敏性鼻炎和非过敏性鼻炎的流清涕均有较好临床疗效，对喷嚏和鼻塞无效。

起效迅速，一般为 15～30 分钟。适用于以流涕为主要症状、但其他药物治疗效果不理想的过敏性鼻炎患者，可以与口服抗组胺药或鼻用糖皮质激素联合使用。

该药局部应用很少出现全身和局部的副作用。

代表药： 异丙托溴铵气雾剂（我国目前没有这种药物制剂）等。

药物七：中药

部分中药对缓解症状有效。

中医对过敏性鼻炎的研究有多年历史，各代医学家对过敏性鼻炎的病机都有不同理解，因此，治疗也有较大差异。

大多数医家认为过敏性鼻炎与脏腑功能失调有关，是肺、脾、肾的虚症所致。对于肺气虚者可以采用补肺散寒的治法，如用温肺止流丹。

代表方剂：（1）党参 10 克、荆芥 5 克、细辛 3 克、诃子 10 克、甘草 6 克、桔梗 10 克，水煎服。

（2）桂枝汤：桂枝 10 克、白芍 10 克、炙甘草 6 克、生姜 10 克、大枣 4 枚，水煎服。

（3）单味中药辛夷和鹅不食草对过敏性鼻炎也有较好疗效。

有过敏性鼻炎的人，常会有眼睛、鼻子瘙痒、打喷嚏等症状，十分难受。一些中药熏洗药方，可清热解毒、疏风祛湿，有效缓解过敏性鼻炎症状。

> **代表方剂：** 辛夷15克，蒲公英、紫花地丁、白鲜皮、防风、黄芩各10克，桂枝、白附子、牡丹皮、菊花各8克。

将以上药物用水煎取500毫升药液，趁热用药液的蒸气熏鼻子，熏时患者应尽量深吸气，使药物的蒸气进入鼻腔内。待药液变温以后，可用药液冲洗鼻腔。每日熏洗3次，连用3～5日，症状可有所改善。

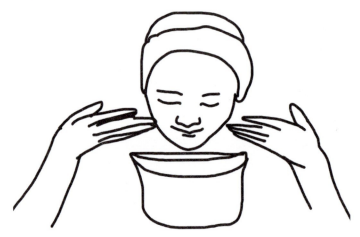

> **注 意**
>
> （1）儿童和老年人的治疗原则与成人相同，但应特别注意避免药物的不良反应。
> （2）单纯西药疗效不理想，加上中药治疗，疗效会更好。

鼻子过敏,鼻部用药

药店里,针对过敏性鼻炎的喷鼻剂、滴鼻剂林林总总,根据成分,主要有糖皮质激素、抗组胺药、减充血剂三种类型。此外,还有些中成药鼻腔用药、某些保健品等。

需要强调的是,无论哪一种药品,都不建议在没有医生的指导下长期使用。

糖皮质激素喷剂
物有所值

糖皮质激素鼻腔用药是首选。因为它能解决过敏性鼻炎的主要症状,且起效较快。

一般在使用后 2 小时起效,有些症状在 1 小时之内便缓解。可惜并不能维持很久,只有近 30 分钟,在连续使用 3~4 天以后,患者才能有持续一整天的舒适感。如果用了一周无效,则应该尽快去看医生。

抗组胺药喷剂
轻度间歇性过敏性鼻炎的首选

相对起效稍慢,使用 4~5 个小时后才能感觉到它的威力。但效力较久,约 1 小时。症状好转时,应慢慢减少使用的次数,症状消失则停药。建议连续使用一周不能控制病情,应去医院就诊。

对于中重度过敏性鼻炎,推荐早上用一次糖皮质激素喷剂,晚上用一次抗组胺药喷剂。这样,即使持续用药时间稍长,对人体的影响也不会太大。

减充血剂喷剂——能不用就别用

这类药能减轻鼻塞症状。当患者重度鼻塞无法忍受时,才使用。不过,它只能作为临时用药。

因为这类药会使鼻腔的血管持续收缩,一段时间后出现血管扩张,比原来更明显,而且使用时间越长,血管扩张作用越明显、越快。所以,持续使用的时间应严格控制在1周以内。

若鼻塞严重,可先用减充血喷剂(如羟甲唑啉喷雾剂),等鼻腔通气后再喷糖皮质激素。

中成药喷剂——退而求其次的选择

临床上,中成药喷剂只能作为辅助治疗。孕妇、处于哺乳期的产妇和儿童可选用中成药。

在选药时,要选择正规厂家的药品、认清药物成分,以免其中含有减充血剂,反而增加了危险因素。

保健品——物不美,价不廉

保健品没有经过严格的药物临床试验,商标上也不会把所有成分都列出,所以无法了解其疗效、副作用及危害性。

鼻内类激素药物，不是越贵越好

在医生看来，理想鼻用皮质激素应有这样的条件：好吸收，在呼吸道驻留时间长、分布合理，在口咽部和全身组织中则分布少、驻留时间短，全身清除快，代谢产物无毒性。

不过，目前，似乎没有一种喷鼻制剂可以达到这些要求，即使是价格昂贵的药物。

美国曾作过相关试验，发现不同的鼻用皮质类固醇，效果相差并不大。所以，贵的并不一定就好。

但给孩子选药，还是要比较严格。例如，内舒拿2个月以上的宝宝就能用了，辅舒良则4岁以上的孩子才能用，至于雷诺考特，则要6岁以上才能用。

鼻内用药，应该注意什么

要注意以下几点：根据病情选用滴鼻液，要请专科医生检查，在医生指导下用药。用药前仔细阅读说明书，按照要求用药。婴幼儿尽量不用滴鼻液，因为婴幼儿鼻黏膜娇嫩，易受刺激，长期使用会导致鼻黏膜病变。

（1）滴鼻药前，先将鼻涕擤干净。压住一侧鼻翼，将分泌物轻轻擤出来，或回吸后从口中吐出；不能捏住双侧鼻翼用力擤，这样容易将分泌物通过咽鼓管挤入中耳，引起化脓性中耳炎。

（2）如鼻腔内有痂皮，可用温水或鼻用湿化剂清洗，等干痂变软取出后，再滴药水。

（3）滴鼻药时,平躺,将颈部垫高,使头部充分后仰为垂直状,鼻孔朝上,然后将药滴入鼻内。或者坐着,头尽量后仰。这样药液能徐徐流入鼻窦,而不会流入咽部而引起口干、口苦。

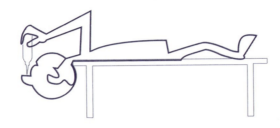

（4）滴药后,静卧3~5分钟,并轻压双侧鼻翼3~4次,让药液与鼻黏膜接触。左右转动头部,使药液分布更均匀。

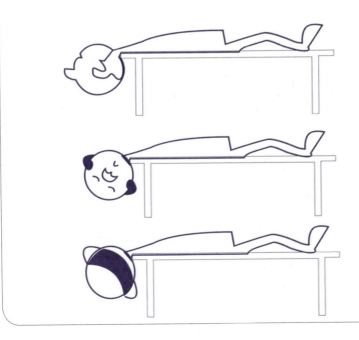

（5）然后坐起，头下垂数秒，使鼻通道内布满药液，并使多余药液从鼻孔流出。

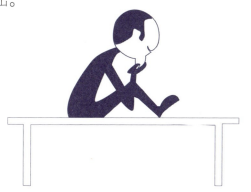

注意

给宝宝滴鼻，也应该让宝宝头略低于身体其他部位，这样在重力的作用下有利于药液的滴入。

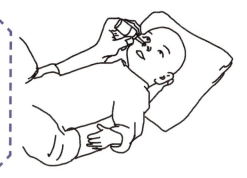

过敏性鼻炎药物之间的比较

《过敏性鼻炎及其对哮喘的影响(ARIA)指南2010版》对药物进行比较,推荐强度为:

(1)鼻内糖皮质激素＞第二代口服H1抗组胺药＞口服白三烯受体拮抗剂;

(2)鼻内糖皮质激素＞第二代口服H1抗组胺药＞鼻内H1抗组胺药＞鼻内色酮类药物。

这些药物中,**强推荐的只有鼻内糖皮质激素和第二代口服H1抗组胺药。**

各种药物和不同给药方式对鼻炎症状的影响

药物种类和给药方式		喷嚏	流鼻涕	鼻塞	鼻痒	眼部症状
抗组胺药物（H1受体阻断剂）	口服	++	++	+	+++	++
	鼻内	++	++	+	++	0
	眼内	0	0	0	0	+++
糖皮质激素	鼻内	+++	+++	+++	++	++
色甘酸钠类	鼻内	+	+	+	+	0
	眼内	0	0	0	0	++
减充血药物	鼻内	0	0	++++	0	0
	口服	0	0	+	0	0
抗胆碱能药物		0	++	0	0	0
抗白三烯药物		0	+	++	0	++

注:"+"越多,表示缓解这种症状的效果越好

经典答疑

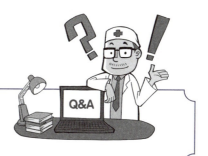

问：鼻用激素会影响孩子生长发育吗?

答：不会。我们身体每天都要产生毫克级的糖皮质激素,而喷一次鼻喷剂,才五六十微克。1000微克才等于1毫克,所以喷雾剂的激素量对身体来说微乎其微。

问：喷了激素类鼻喷剂,为什么会流鼻血?

答：鼻部长期使用激素,部分鼻黏膜会变薄,所以容易破损出血。

问：过敏性鼻炎症状好转后,就能停药了吗?

答：不管是过敏性鼻炎,还是过敏性哮喘,出现症状以后,都需要药物治疗。其中哮喘治疗时间更长一点。不能症状缓解了,就把药物停了。

过敏性鼻炎规范的药物治疗一般在3个月以上。因为人的鼻黏膜功能要完全修复,需要这么长的时间。如果发展到了支气管哮喘,疗程就要更长一点,要持续9个月以上。

还要注意的是,用药之后,应该及时复诊,因为医生会根据症状调整治疗方案。有效果的,也建议每个月复诊1次,而且要坚持用药,不能停药。

问:一直吃同一种抗过敏药,但慢慢就没效了,为什么?

答: 随着接触过敏原的时间越来越长,体内释放的组胺越来越多,原来的抗组胺药药效已经不够了。此时,最好去看医生。

问:吃了抗过敏药,不但症状没缓解,还出了一身疹子,为什么?

答: 有可能是药物过敏了,而引起过敏的,恰恰是抗过敏药。

这种情况其实也并不少见,大多数药物都会引起过敏反应,抗过敏药物也不例外。

容易引起过敏反应的抗过敏药有,扑尔敏、异丙嗪、苯海拉明等。有些人服用后,原有的过敏症状不仅没有缓解,还出现皮肤瘙痒、皮疹、腹泻腹痛等反应。

一旦服药后症状加重或者出现新的过敏症状,首先要做的不是加大药量,相反,要停药,并立即看医生。

脱敏治疗怎么做

过敏原特异性免疫治疗,又称脱敏治疗,是把过敏原制成制剂(也叫疫苗),让患者摄入。治疗期间,制剂的剂量逐渐增加,逐步提高患者对过敏原的耐受力。耐受力强了,再遇到过敏原也不怕了,过敏症状可得到控制或减轻。

脱敏治疗是一种对因治疗的方法,即针对病因的"根治"方法。

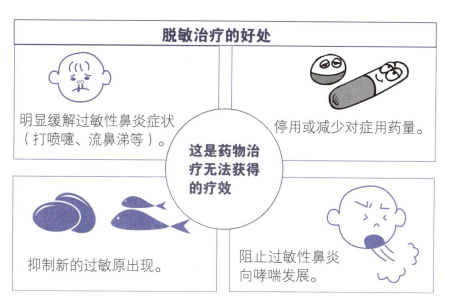

脱敏治疗的好处

明显缓解过敏性鼻炎症状(打喷嚏、流鼻涕等)。

停用或减少对症用药量。

这是药物治疗无法获得的疗效

抑制新的过敏原出现。

阻止过敏性鼻炎向哮喘发展。

早期进行免疫治疗对儿童过敏性鼻炎尤为重要。因为随着年龄增长,导致个体敏感的过敏原种类会增加,治疗难度随之加大,治疗效果也可能减弱。

● **皮下免疫治疗**

即脱敏的注射疗法,就是"打脱敏针"。

国产的脱敏针,最初每周打 3 次,再逐步过渡到 1 周 1 次、1 个月 1 次。进口的脱敏针,开始时每周打 1 次,再过渡到 1 个月 1 次。

过敏针必须到医院打,打针后 30 分钟内应留院观察。因为过敏原制剂也可能引起过敏反应,如局部红肿、瘙痒、全身出皮疹、哮喘发作等。最容易出现严重不良反应的时间是注射后 30 分钟内。

● **舌下免疫治疗**

是指将过敏原疫苗(滴剂或片剂)含服在舌下 1～2 分钟,然后吞入消化道进行免疫治疗的方法。

舌下含服的疗法简单一些,每天在家含服过敏制剂、定期到医院复查即可。且严重全身不良反应发生率低。

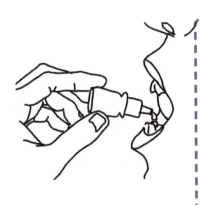

注意

理论上,两种疗法有等同的疗效。

但事实上,选择舌下含服的患者,容易忘记按时服药,不一定能坚持;还有的人吃药后马上喝水、吃东西,制剂本来要通过口腔内的淋巴管吸收的,结果药物都被胃酸破坏掉了。这都会影响最终的疗效。

疗程

治疗 1 年,才有稳定疗效

分为剂量增加阶段和剂量维持阶段。世界卫生组织建议疗程为 3~5 年。连续治疗 1 年后,才有比较稳定的疗效。在病情稳定的前提下可逐渐减量,最终停用。

> **注意**
>
> ● 脱敏治疗一般要 4~5 个月后才开始起效。治疗初期,一定要按医生指导用药,同时进行规范药物治疗,来控制症状和预防脱敏治疗的不良反应,不能因为病情好转而自行停药。过敏性哮喘患儿如果自行停药,很可能出现严重的哮喘发作。
>
> ● 治疗过程中,因某些原因而不得不中断治疗,再次治疗时,一定要咨询主诊医生,按医嘱用药,不能擅自重新使用。
>
> ● 在哮喘发作时,一定要告诉医生,用药物控制好哮喘后,再按医嘱进行脱敏治疗。

适应证

脱敏治疗可作为一线首选,主要用于 5 岁以上儿童及成年人。

禁忌证

绝对禁忌证

(1)伴有未控制的哮喘或重度哮喘,以及不能逆转的呼吸道阻塞性疾病(如肺气肿)。

(2)患者正在使用 β - 受体阻滞剂治疗(包括局部滴眼剂)。

β - 受体阻滞剂是心血管疾病的常用药物,包括倍他乐克、心得安、柳氨苄心安等。

（3）患者正在使用血管紧张素转化酶抑制剂治疗。

血管紧张素转化酶抑制剂包括卡托普利、依那普利、培哚普利等，常用于高血压、心力衰竭、左心室功能异常、急性心肌梗死后及糖尿病肾病患者。正在服用这些药物的患者，在发生脱敏治疗不良反应时，不容易控制不良反应。其实，其他用药禁忌也是因为同样的原理。

（4）严重心功能不全者。

严重的心血管疾病还可增加过敏反应出现时使用肾上腺素引起不良反应的风险。

（5）其他免疫性疾病，包括自身免疫性疾病和免疫缺陷性疾病。

（6）患者伴发恶性肿瘤。

（7）注射过敏原制剂，只适合5岁以上的过敏患者；舌下含服过敏原制剂，可放宽到4岁以上。

相对禁忌证

（1）妊娠期妇女。

（2）有急性感染、发热或接种其他疫苗等情况者。

患者注射当日包括注射前及注射后应避免可能促进过敏反应的因素，如剧烈活动、饮酒等。

（3）严重的特应性湿疹。

（4）患者有严重的心理疾病、缺乏依从性或无法理解治疗的风险与局限性。

（5）有口腔溃疡、口腔外伤、急性胃肠炎的患者不宜进行舌下免疫治疗。

不良反应

对疫苗产生过敏。因此，注射后30分钟内要留在诊室观察，让护士观察注射部位并在得到允许后方可离开。

●注射部位出现红肿、瘙痒,要及时告诉医生、护士,遵医嘱进行治疗。如果回家后才出现局部反应,下次注射前一定要告诉注射的护士,包括上次不良反应出现的时间、皮疹大小、多长时间消失。如当天未消,第2天就应回医院复诊。

●舌下免疫治疗时,出现口腔瘙痒、溃疡、舌头肿胀,也应回医院复诊,遵医嘱进行治疗。

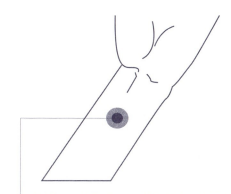

▶ **伪足**:类似于昆虫的脚的形状,分布在皮丘周围,红色的线条,不太规则,长短不一。

脱敏治疗全身不良反应分级和处理

级别	名称	症状	处理
0级		无症状或症状与免疫治疗无关	
1级	轻度全身反应	出现局部荨麻疹、鼻炎或轻度哮喘（最大呼气流速较基线下降程度＜20%）	口服H1抗组胺药或吸入β2受体激动剂
2级	中度全身反应	发生缓慢（＞15分钟），出现全身荨麻疹和（或）中度哮喘（最大呼气流速较基线下降＜40%）	H1抗组胺药、激素和（或）雾化吸入β2受体激动剂（不使用肾上腺素）
3级	严重（非致命）全身反应	发生迅速（＜15分钟），出现全身荨麻疹、血管性水肿或严重哮喘（最大呼气流速较基线下降程度＞40%）	全身使用激素、胃肠外给予H1抗组胺药及β2受体激动剂（可能要使用肾上腺素）
4级	过敏性休克	迅速出现瘙痒、潮红、红斑、全身性荨麻疹、喘鸣（血管性水肿）、哮喘发作、低血压等	肾上腺素、按重症抢救原则处理

皮下注射的脱敏治疗最好在医院内进行，发生问题时可及时处理。

经典答疑

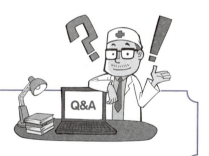

问:"脱敏疫苗"对人体有害吗?

答:这些疫苗是对一般人无害,对患者会导致过敏的物质,使用过程中有可能出现过敏反应,因此一定要按医嘱进行规范的治疗。自己停药后,一定要先咨询你的主诊医生,不可擅自重新使用。

问:过敏反应非常严重,才需要脱敏?

答:不是。但是明确了过敏原,又无法完全避免的患者,应尽早进行脱敏治疗。

问:只要符合适应证,就能做脱敏治疗吗?

答:过敏原有三类:吸入性的,如花粉、尘螨、真菌、丝绵等空气中的漂浮物;食入性的,即食物、药物;直接接触皮肤的,如油漆、化妆品等。

目前,只有对吸入性的过敏原,才能做脱敏治疗。各大医院里,螨虫制剂最常见。不同地区医院,会有针对当地花粉、蟑螂的过敏原制剂。

问:过敏性鼻炎患者做脱敏治疗,都有效吗?

答:不一定,脱敏治疗的效果,因人而异。类似于乙肝疫苗,有人就是产生不了保护性抗体。免疫治疗也一样,如果注射过敏原之后能产生足够的抗体,就有效果。但具体到每一个患者的疗效,无法预测,要试了才知道。

免疫治疗疗程长,一年疗效才稳定。如果治疗一年都没有稳定的疗效,一定要看医生,看治疗是否规范、诊断是否正确等。经过医生的评估后,再考虑下一步的治疗。

问:怎么知道免疫治疗是否起效?

答:主要看临床症状的减轻程度,如果症状逐步减轻、发作的间期逐步延长,那就证明这个治疗方法有效。当然,最好是患者几乎不再出现症状。

其他治疗方式

外科治疗

不推荐手术治疗过敏性鼻炎。仅在以下情况,才考虑手术:

(1)经药物或免疫治疗,鼻塞症状无改善,有明显体征,影响生活质量。

(2)鼻腔有明显的解剖学变异,如鼻中隔偏曲,伴有功能障碍。

(3)合并慢性鼻-鼻窦炎、鼻息肉,药物治疗无效。

花粉阻隔剂

花粉阻隔剂能够在鼻前庭形成一层保护膜,有效阻止花粉等过敏原进入鼻腔。

花粉阻隔剂有两种:

● 黏性大的物质,涂在鼻前庭皮肤上(即鼻孔口向内的皮肤黏膜),使经过鼻腔的过敏原被它粘住,而不能进入鼻腔。

● 直接喷到鼻黏膜表面,形成一种胶状物质,覆盖于其上,使进入鼻腔的过敏原无法与鼻黏膜接触。

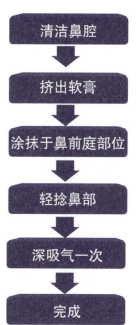
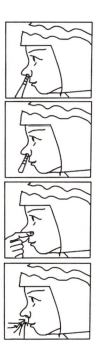

经典答疑

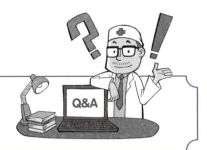

问：开刀之后，过敏性鼻炎易复发？

答：过敏性鼻炎是因为身体对外界的物质出现过度的免疫反应。手术是治不好的，如果对过敏反应没有控制好的话，仍然会因为过敏原的刺激而出现鼻部的症状。不过，对于伴有鼻中隔偏曲的患者，进行手术纠正偏曲的鼻中隔，有利于治疗过敏性鼻炎。

因此，术后控制过敏性鼻炎的症状以及生活防护（包括远离过敏原）才是最重要的。

孩子过敏发作了,怎么办

不同年龄阶段,孩子的过敏表现不一样,并不只有过敏性鼻炎。

学习过敏急性发作的处理方法,是爸妈们的必修课。而抗组胺药是家长兜里的必备药。

过敏性皮肤病

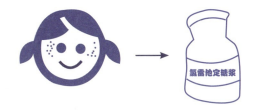
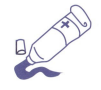

湿疹(奶癣)、痒及红肿　　氯雷他定糖浆　　保湿润肤霜

家庭护理小贴士

★给孩子穿着纯棉材质的衣服,避免贴身穿毛线、化纤、真丝类衣物。

★给孩子剪指甲,以免孩子抓破自己的皮肤。

★给孩子洗澡时,避免选用碱性皂液,以减少对皮肤的刺激。

★避免室内温度过高或让孩子穿得过厚,否则会增加他的瘙痒感。

家庭药箱必备——氯雷他定糖浆、西替利嗪糖浆、炉甘石洗剂、保湿润肤霜

如果皮疹面积比较小、孩子哭闹不厉害,可先涂炉甘石洗剂,缓解瘙痒。过敏性湿疹常导致皮肤干燥脱屑,可使用保湿润肤霜,滋润皮肤。

2岁以上的孩子

可按药品说明书的指示,服用抗组胺药如氯雷他定糖浆、西替利嗪糖浆。氢化可的松软膏、糠酸莫米松软膏属于外用糖皮质激素,建议使用前先看医生,遵医嘱使用。

2岁以下的孩子

应在医生指导下用药。尤其是1岁以下的过敏儿,病情发展变化很快,不管是皮疹还是腹泻,最好都到医院看看。稍大一些的孩子,如果皮疹面积比较大的,也应该看医生。

过敏性肠胃病

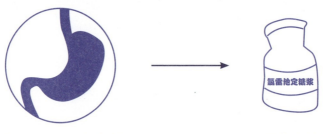

腹泻、呕吐、便秘等 → 氯雷他定糖浆

家庭药箱必备——氯雷他定糖浆、西替利嗪糖浆

和过敏性皮肤病一样,过敏性肠胃病常发于婴儿,多由食物过敏引起。

两者的家庭处理方式,除了皮肤用药外,其他基本一致。

平时,家长可以给孩子服用益生菌制剂。因为很多孩子食物过敏,实质是蛋白质过敏。益生菌可以协助分解蛋白质,使它不容易引起过敏,对过敏体质有一些改善作用。

过敏性鼻炎

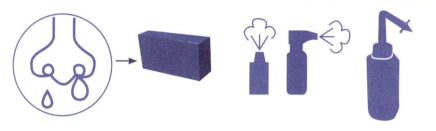

流清鼻涕或者鼻塞　　口服抗组胺药物　　鼻用喷剂　　　　洗鼻器

家庭药箱必备——氯雷他定片剂、西替利嗪片剂、左卡巴斯汀鼻喷雾剂、氮卓斯汀鼻喷雾剂

药店里,针对过敏性鼻炎的喷雾剂林林总总,根据成分,可分为两类:

第一类属于抗组胺药,如左卡巴斯汀鼻喷雾剂、氮卓斯汀鼻喷雾剂。不过,很多小孩子不愿意喷氮卓斯汀鼻喷雾剂,因为它有一股苦味。连有些成年人也说,喷了之后想吐。

不用喷雾剂,也可服用氯雷他定片剂、西替利嗪片剂。而且伴有眼睛痒、咳嗽的,用片剂疗效更好,因为鼻喷雾剂只能缓解鼻部的症状。

第二类属于鼻用糖皮质激素,如糠酸莫米松鼻喷雾剂、氟替卡松鼻喷雾剂、布地奈德鼻喷雾剂。这3种糖皮质激素喷雾剂没什么不同,只是有些人对某一种敏感一些,感觉用了更有效。

此外,还建议用温水或生理盐水冲洗鼻腔,促使鼻腔分泌物排出,减少过敏原刺激鼻腔,保持鼻腔湿润。

抗组胺药喷雾剂

如左卡巴斯汀鼻喷雾剂、氮卓斯汀鼻喷雾剂。

过敏性鼻炎发作时，如果流鼻涕、打喷嚏的症状最显著，用抗组胺药最有效。

糖皮质激素喷雾剂

如糠酸莫米松鼻喷雾剂、氟替卡松鼻喷雾剂、布地奈德鼻喷雾剂。

以鼻塞症状为主的，喷鼻用糖皮质激素更好。建议使用前先看医生，遵医嘱使用。

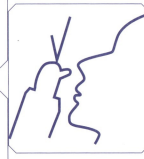

过敏性哮喘

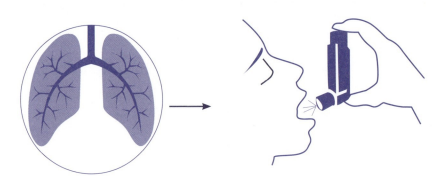

反复发作的咳嗽　　　　　　　　沙丁胺醇气雾剂

家庭药箱必备——沙丁胺醇气雾剂

沙丁胺醇气雾剂，主要有解除支气管痉挛之效。哮喘发作时使用，起效非常迅速。等症状缓解后，应该立即到医院进一步用药治疗。

> **注意**
>
> ● 与成年人的过敏性鼻炎一样，过敏原阳性才能诊断儿童过敏性鼻炎，因此，必须查过敏原。
>
> ● 口服抗组胺药剂量按年龄和体重计算，5岁以上儿童可用片剂，5岁以下儿童最好用糖浆，疗程不少于2周。
>
> ● 如果要用鼻用减充血剂缓解严重鼻塞，使用时间不长于7天，推荐使用羟甲唑啉类、赛洛唑啉类儿童制剂，禁用含有萘甲唑啉的制剂。
>
> ● 推荐用1%~2%的高渗盐水冲洗鼻腔。
>
> ● 由于色甘酸钠安全性好，常用于治疗儿童过敏性鼻结膜炎。
>
> ● 儿童过敏性鼻炎容易引起支气管哮喘、上呼吸道咳嗽综合征、分泌性中耳炎和睡眠呼吸障碍，家长不能掉以轻心。

其他特殊的过敏性鼻炎患者

过敏性鼻炎孕妇

过敏性鼻炎患者的鼻塞症状,可能因妊娠因素而加重。

怀孕期间,由于大多数药物能通过胎盘屏障而影响胎儿,因此,在选择药物和给药途径时要尤其注意。

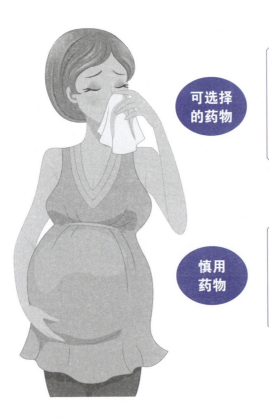

可选择的药物
★ 生理盐水(洗鼻)、鼻用色甘酸钠或鼻用糖皮质激素(后两者使用前咨询医生)。

慎用药物
★抗组胺药,必要时根据医生建议使用。
★免疫治疗。
★鼻内减充血剂。

过敏性鼻炎老人

随着年龄增加,鼻结缔组织、纤毛、血管和腺体组织可发生各种生理变化,鼻炎容易转变为慢性。

年龄大者更容易罹患萎缩性鼻炎且难以控制。

某些老年人常用的药物(利血平、胍乙定、酚妥拉明、甲基多巴、哌唑嗪、氯丙嗪、血管紧张素转换酶抑制剂)能够引起鼻炎症状。

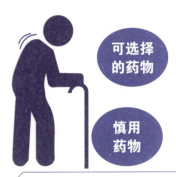

可选择的药物

★ 鼻用糖皮质激素、鼻用抗胆碱能药(异丙托溴铵气雾剂)、鼻用色甘酸钠、口服第二代H1抗组胺药(使用前最好咨询医生)。

慎用药物

★ 避免口服具有镇静作用的抗组胺药物(第一代H1抗组胺药,如马来酸氯苯那敏、苯海拉明、赛庚啶、酮替芬、异丙嗪、氨苯海明),尤其是有心血管疾病的老人。

★ 有心脑血管疾病、青光眼、甲亢等疾病的老年人,应慎用减充血剂,特别是全身使用时尤应注意;也应谨慎全身使用糖皮质激素。

★ 有前列腺肥大、尿潴留、青光眼者,不适合用抗胆碱能药治疗。

注意

不建议老人和儿童自行清洗鼻腔,建议到医院,由医护人员操作。因为这两类人群的控制能力较差,很容易发生呛水。

经典答疑

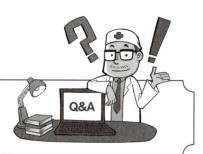

问：过敏体质的人，孕期出现过敏症状，能否用药？

答：目前的各种抗过敏药大多容易引起胎儿损害、畸形等不良反应，基本上都属于"慎用"甚至是"禁用"的级别，对孕妇安全性高的比较少。

孕期前3个月是胎儿器官分化的关键期，用药应十分谨慎。除非过敏情况特别严重，在医生指导下、权衡利弊之后选用，否则，一般不建议孕妇使用抗过敏药。且应尽量避免服药，可在医生指导下局部搽一些外用药。

最好的方法是避免与引起过敏的因素发生接触。

患有哮喘等需要长期服药的女性，则应在备孕时让医生评估药物安全性，看能否更换药物，切不可擅自停药，否则疾病发作同样会对母婴健康带来严重影响。如果你确定怀孕前已经服用药物，也应详询医生是否需要进一步检查或处理。

鼻过敏反应防守术

生活行为篇

PART 1 ▶ 防守过敏原

写"过敏日记",自己寻找过敏原

大千世界,寻找过敏原犹如海底捞针,谈何容易?

建议最好坚持写"过敏日记"。

如果自己能找到明确的"目标",能避免的要尽量避免。如果找不到,就要寻求专科医生的帮助了。

过敏日记	
包括一天内所有接触的食品、物品等,以及环境的细微变化,身体出现了什么反应	
吃了什么	详细记录当天三餐(具体食物及烹饪方法)、药物、饮料和零食的种类等
接触了什么	是否吸入异于平常的接触物所挥发的气体,如时令植物、周围工厂的排出气体、室内的空气清新剂或香水、装修房间用的油漆等挥发性物质
周围环境有没有变化	如家中有无添置新的日用品、是否出差等
身体出现了什么反应	是否有打喷嚏、腹泻、眼睛红痒等症状
当时的情绪和精神状态	是否压力过大、焦虑、睡眠不足等

容易诱发过敏性鼻炎和哮喘的过敏原

过敏原有三类：吸入性的，如花粉、尘螨、真菌、丝绵等空中的漂浮物；食入性的，即食物、药物；直接接触皮肤的，如油漆、化妆品等。

只有食物和药物会导致非常严重的过敏反应，甚至导致过敏性休克；而空气中的过敏原不会导致严重的过敏反应。

其中，容易诱发过敏性鼻炎和哮喘的过原敏，主要是吸入性过敏原和食物过敏原。

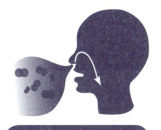
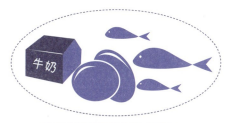

吸入性过敏原

主要借助空气传播，由呼吸道吸入。其致敏成分主要为蛋白质和多糖。

主要诱发过敏性鼻炎、过敏性哮喘、过敏性结膜炎、过敏性咽炎、喉炎和急慢性荨麻疹。

食物过敏原

通过消化道进入体内，能引起过敏的食物主要是高蛋白食物。

主要诱发全身过敏，包括荨麻疹、血管性水肿、湿疹、口腔过敏综合征、哮喘、过敏性肠炎，甚至过敏性休克。

常见的吸入性过敏原

吸入性过敏原的种类繁多，主要分为室内过敏原和室外过敏原。室内过敏原包括尘螨、真菌、屋尘、宠物皮毛和蟑螂等，室外过敏原主要包括花粉和真菌。

目前，已知吸入性过敏原达 3000 多种，其中较为重要的主要有以下几类：

屋尘螨

尘螨是引起世界各地过敏性疾病的主要过敏原，以屋尘螨最为重要。在沿海潮湿地区尘螨较易滋生，而高原和干燥地区则较少。

屋尘螨以人体和动物脱落的皮屑为食，主要寄生于卧室的床铺、地毯或沙发上。

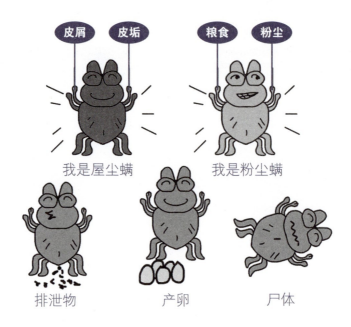

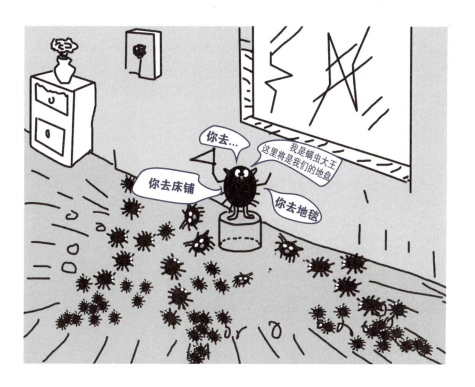

防守过敏原小贴士——尘螨

完全脱离有尘螨的环境是有一定难度的。

卧室要整洁卫生,保持通风干燥,避免用地毯,不养宠物,减少尘螨滋生的环境和条件。

被、褥、枕、衣、帘勤洗勤晒。

枕头和褥垫常晾晒。

软垫家具可包防螨布罩。

花粉类

花粉是人们最早认识的过敏原,花粉的飘散有地域性和季节性。

可引起过敏的花粉目前已知有数百种,其中,较重要的包括豚草(中国北方地区)、梯牧草(中国北方地区)、六月草(美国、加拿大)、百慕大草、禾本科植物、蒿属荨草(中国)等。

我国常见的春季致敏花粉以树类花粉为主,夏秋季花粉以禾本科植物花粉为主。

根据传播方式,花粉分为两种

- 虫媒花粉:花朵颜色鲜艳,花粉颗粒大,所以播散范围小。

1米以上的距离就可避免接触

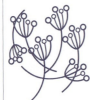

- 风媒花粉:靠风传播,花粉颗粒小,几乎看不见,传播范围广,这种花粉危害更大。

很难避免

防守过敏原小贴士——花粉

应注意天气预报公布的花粉浓度。

在植物开花的季节,应尽量减少外出,少去树木、花草多的场所。

待在家里也最好关闭门窗,有条件的话,可使用空气过滤器。

户外活动时戴上口罩、眼镜。

勿在植物密集的地方活动,否则容易诱发过敏症状。

长期移居或花粉飘散季节暂时移居到无致敏花粉的地区。

如果过敏性鼻炎患者喜欢插花,鲜花买回来以后,在花刚开时,用镊子或剪刀,小心将花蕊上的花粉颗粒去除。

真菌

真菌是人类的主要过敏原之一。孢子是真菌的主要致敏成分。

真菌的飘散范围较花粉更为广泛,尤其是在阴暗潮湿和通风不良的居室内可有较高浓度的飘散。真菌孢子及各种产物均形小质轻,易于飘散,极易被吸入气道引起过敏性鼻炎和哮喘等过敏性疾病。

防守过敏原(霉菌)小贴士

尽量保持居室或工作环境内空气干燥和通风良好。

必要时房间可装有活性炭酸微孔滤膜的空气过滤器,不但可以滤除真菌孢子和微粒,而且可将空气中的霉味吸收。

不宜居住在阴暗潮湿的环境,经常清扫潮湿区域。

宠物皮毛等

人们常常认为,有毛动物引起过敏反应的是它们的毛发。实际上更多的是皮屑。

从致敏能力来说,最强的是皮屑,其次是动物唾液,然后才是最显眼的毛发。

常见致敏动物有猫、狗、兔、仓鼠、鸟(鸡、鸭、鹅、观赏鸟)、牛、马等。其中,猫和狗的皮屑和毛发等是比较重要的过敏原。

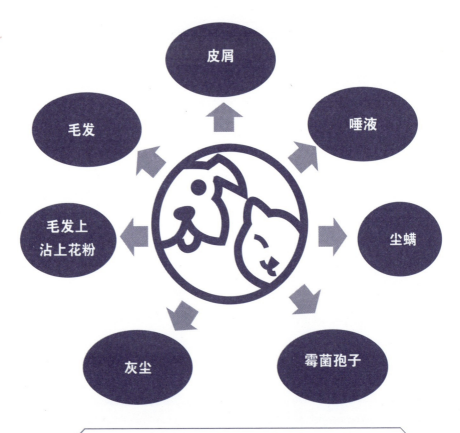

致敏能力：皮屑＞动物唾液＞毛发

防守过敏原（宠物）小贴士

尽量不养，或至少让其远离卧室。
每周都给宠物洗澡。

蟑螂等

蟑螂也被认为是城市和城市郊区的重要过敏原,特别是在热带和亚热带。

其他昆虫如飞蛾翅膀上的附着物,和谷象虫的分泌物也为吸入性过敏原。

防守过敏原(蟑螂)小贴士
家居做好防治蟑螂的卫生工作。

屋尘

屋尘是成分非常复杂的吸入性过敏原。屋尘中所含的有机成分,如人类皮肤脱屑、尘螨及分泌物、真菌及代谢产物、花粉、棉花或丝纤维、羊绒毛、狗等动物皮毛和脱屑、蟑螂排泄物以及食物残渣等,都可引起过敏。

防守过敏原(屋尘)小贴士

保持房间干净。

打扫时要戴口罩。

湿抹家具表面积尘和湿拖地板,或用吸尘器,每周至少1~2次。

尽量不去灰尘多的地方。

外出回来之后,马上换衣服或脱掉外衣,洗脸。

烟雾

香烟烟雾是重要的室内过敏原,特别是暴露于被动吸烟环境是儿童罹患过敏性鼻炎和过敏性哮喘的重要因素。

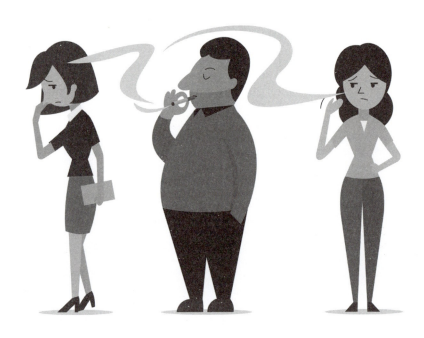

常见的食物过敏原

据不完全统计,世界上可以诱发过敏的食物多达6000余种。据国内外的研究证实,能引起过敏的食物主要是高蛋白食物。

食物成分复杂,过敏患者可能是对食物中的某种成分过敏。

如果这种成分耐热、耐胃酸、耐消化酶,则容易导致很严重的过敏反应,甚至过敏性休克。

奶及奶制品

甲种乳蛋白是牛奶中最强的过敏原成分,经高温煮沸处理后,其过敏原性可明显减弱,但对于牛奶高度过敏的患者仍然可以诱发严重的症状。

禽蛋类

以鸡蛋清为主,蛋清中的卵白蛋白是诱发过敏的主要成分,蛋黄较少诱发过敏。

此外,鹌鹑蛋、鸭蛋、鹅蛋和鸵鸟蛋等也可诱发过敏症状。

卵白蛋白过敏原的耐热性较差,故经高温处理的禽蛋,引起过敏的概率有所降低。

海产品及水产品

鱼类、虾类、蟹类、鱿鱼、贝类和蚌类等均可诱发过敏,如鲐鱼、鳟鱼、金枪鱼和鲑鱼等。鱼肉颜色偏红的鱼类,极易诱发过敏症状。虾蟹等甲壳纲海产品也含有较多的过敏原成分。

这些食物的过敏原通常耐热,所以熟食也致敏。

坚果类

坚果类的过敏原性较强,尤其是生吃时,经常诱发较重的过敏症状。如核桃、开心果、腰果、扁桃仁、榛子、花生、松子和栗子等坚果的果仁。调查显示,5% 的美国白种人儿童对花生过敏,美国每年因食物过敏而死亡的患者中,60% 与花生过敏有关。

水果类

因为水果多数是生吃的,容易诱发过敏症状,如桃子、芒果、菠萝、草莓、柿子、香蕉、柑橘、葡萄、樱桃、杏、枣、苹果等。

大多数水果的过敏原是不耐热的,制成罐头或榨汁加热后食用就较少诱发过敏。

粮食及蔬菜

粮食如荞麦、小麦、玉米、芝麻和谷类等,可诱发过敏。如面包师哮喘即与接触小麦粉有关。

可以诱发过敏的常见蔬菜包括茼蒿、香菜、灰菜、蘑菇、西红柿、菜豆、土豆、胡萝卜和芹菜等。

某些肉类及其肉制品

某些肉类及其肉制品也可能诱发过敏,特别是腐败的肉类。

有些人被昆虫(蚂蚁、蜜蜂、蜱虫等)叮咬以后,再吃红肉(如牛肉、猪肉等),会出现过敏反应,如荨麻疹、过敏性鼻炎等。目前该机制尚不清楚。

注意

蜱虫吸血的口器复杂，有倒刺，如果发现被蜱虫叮咬了，切不可捏、拽、用火或其他东西刺激它，以免蜱虫的口器折断在皮肤里。而是找一把尖头镊子，尽可能贴近皮肤，将蜱虫拔出。如果自己没把握操作好，最好到附近的医院，找医生处理。

其他食物

咖啡、巧克力、蜂蜜、花粉制成的保健品、某些可食昆虫（如蚕蛹、蚂蚱、蝉、豆虫等）、啤酒、果酒、白酒等均可诱发不同程度的过敏症状。

防守过敏原（食物）小贴士

避免吃含有相应过敏原的食物，往往可使患者不药而愈。

注意

过敏患者对不同的过敏原，可能有交叉过敏反应：

桦树花粉——苹果、坚果、胡萝卜、土豆；

艾蒿花粉——旱芹、西芹、比萨饼的调味剂；

橡胶——香蕉、栗子、鳄梨；

花生——豆类、乳化剂、咖喱、甘草。

比如，部分患者对桦树花粉过敏，吃苹果也会过敏，出现口腔瘙痒、舌头肿胀等症状。

母乳也过敏？妈妈进食要小心

虽然母乳是婴儿的"定制"食品，但它也可能会引起过敏。

有些宝宝母乳喂养后，会持续出现腹泻、便血、呕吐、湿疹、便秘等症状，这些症状，很可能就是食物过敏的表现。

仍要坚持母乳喂养

很多妈妈会问，母乳过敏的宝宝，真的就不能吃母乳了么？

母乳喂养的宝宝均应坚持继续母乳喂养，但需要母亲调整饮食。

过敏是由特定的过敏原引起的。如果母亲的饮食中含有过敏原，那么就可能进入母乳中，而如果正好婴儿对这种过敏原过敏，就可能产生过敏症状。只要母亲避免进食含有该过敏原的食物，那么母乳中的过敏原也会逐渐消失，宝宝也不会过敏了。

宝宝过敏，妈妈饮食要讲究

比较常见的食物过敏原是牛奶蛋白。此外，花生、海鲜也常会导致过敏。比如，母乳喂养但疑似牛奶过敏的宝宝，母亲需禁食牛奶蛋白2~4周，同时注意添加钙剂，期间宝宝继续母乳喂养，直到过敏的症状有所改善。

在母亲重新摄入牛奶后，如果宝宝再次出现过敏症状，则明确宝宝存在牛奶蛋白过敏现象，妈妈仍应继续母乳喂养宝宝，但就不要再摄入牛奶蛋白了。

若未能证实宝宝对牛奶蛋白脱敏，而又不能坚持继续母乳喂养时，则建议给宝宝吃深度水解奶粉或氨基酸配方奶粉。

经典答疑

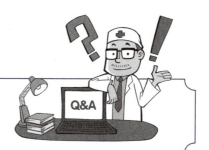

问：过敏性鼻炎患者能养宠物吗？

答：不建议养。明确对宠物过敏的人，如果一定要养有毛的宠物，那就只能导致过敏反复发作，并常备抗过敏药物。

抗过敏药只能缓解一时症状，不能阻断过敏的发生。再次接触，就再次发作。

有些过敏体质的人虽然原本没对宠物过敏，但长期养宠物之后，也会出现新的过敏——对宠物过敏。

更严重的是，支气管哮喘不断发作，支气管会发生重塑。本来支气管病变是可逆的，可以好的，但时间一长，就变成慢性阻塞性肺病了。这就是不可逆的了。

问：养猫过敏，那么养狗、兔子等动物也会过敏？

答：可能性很大。只要是有过敏体质的人，什么动物的皮毛都有可能引起过敏。所以，如果一个人对猫毛过敏，不建议再养猫以及其他有毛的宠物。可以养没有毛的，比如鱼类、乌龟等。

问：养特殊品种的"无毛"猫、狗，也会诱发过敏反应？

答：事实上，"无毛"狗或猫，即使无毛，也会产生皮屑、分泌唾液，同样会导致过敏。

问：兽毛、蚕丝、棉絮、羽绒会诱发过敏性鼻炎吗？

答：对未加工过的棉绒过敏并不少见，因为其中的棉籽是一种较强的过敏原。木棉和棉籽在植物学上为同一热带植物，所以对棉籽过敏的人，也会对木棉过敏。

其他植物致敏原还有除虫菊、亚麻籽、蓖麻籽、大豆等。

而兽毛、蚕丝、羽绒等物品，本身就是过敏原，在久置的过程中，还可能被真菌、尘螨、花粉、屋尘所污染，导致人过敏。

所以，过敏体质者应少接触这些物品。

PART 2 生活护理

治鼻炎,试试用盐水洗鼻

用盐水洗鼻,是目前最常见的一种非药物治疗鼻炎的方法。

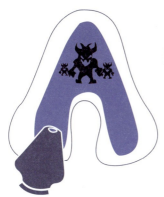

洗鼻器使用原理:

借助于盐水自身的抑菌作用及水流的冲击力,可将鼻腔已聚集的过敏原、致病菌及粉尘污垢排出。与鼻用激素联合使用能取得更明显的效果。

所需工具

1. 洗鼻器。
2. 37~40摄氏度的生理盐水(0.9%氯化钠溶液)或特别配制的复方生理盐水、生理海水(药店可购买)。

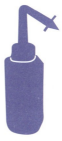
洗鼻器

生理盐水

方法

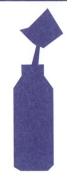
加入4.5克食盐

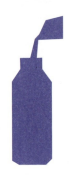
500毫升干净的温开水

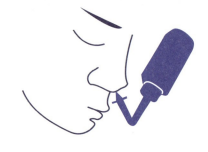
身体前倾，用嘴呼吸，头向所洗鼻孔的对侧倾斜，即可开始洗鼻

效果评价

能正确坚持洗鼻的鼻炎患者，很大一部分都能减少如流涕、打喷嚏、鼻塞等症状，减少就医频率和用药量。

洗鼻可以消除部分症状，但无法根治鼻炎。

频率

干燥性鼻炎或是鼻干燥不适，建议每天洗1~2次，每次洗1~2分钟就可以了，次数太多或是时间过长，还可能出现鼻腔刺痛、鼻出血、耳痛等。

注意

家长不能拿棉花棒蘸淡盐水给孩子洗鼻。

这样只能清洁前鼻孔的区域，鼻腔黏膜基本触及不到，而且容易碰到鼻腔前端的易出血区，可能导致鼻出血。

鼻子再痒,也不能乱挖

过敏性鼻炎患者常常会感到鼻部不适,觉得痒或是总觉得自己的鼻子里有东西清不干净,于是经常抠挖鼻孔或揉鼻。

但是经常用手去挖鼻孔,会导致鼻毛脱落,外界不干净的空气直接刺激鼻黏膜,鼻部更容易出现瘙痒症状,会加剧过敏性鼻炎。

另外,鼻孔皮肤受损,加之局部渗出及鼻腔分泌物的刺激,会导致鼻前庭发炎,鼻孔皮肤干裂、疼痛,形成红肿疖肿。

如果形成了疖肿,再挖鼻孔,挤压鼻子,则可能导致感染灶的致病菌通过静脉(人体鼻部静脉和颅内静脉是相通的)进入颅内,引发致死的颅内感染。

此外,鼻中隔前端有很多血管,经常挖鼻孔容易使血管破损,导致反复出血。

鼻痒，应该怎么办

平时要注意多喝水，多吃一些含水分较多的水果，也可以在每天洗脸时用水清洗一下鼻子。

鼻子一旦出现红肿感染，一定要及时到医院找医生处理，千万不要用手挤压，鼻部周围被称作"危险三角区"，万一引起颅内感染，后果会很严重。

在家使用蒸汽治疗，能缓解鼻部不适

蒸汽治疗的作用，与洗鼻腔的原理一样，可以改善过敏性鼻炎的不适，也可以增加鼻腔黏膜纤毛的摆动，而使得黏液稀释、排出，使鼻腔通畅，可以减少鼻窦炎、咽喉炎的发作。

经典答疑

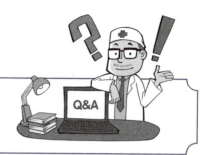

问:柳絮纷飞时该怎么保养?

答:柳絮满天飞或沙尘暴来袭的时候,常常会诱发哮喘发作。这时候要减少外出,家里关窗、开空气净化器。必须外出时,应戴好口罩,身边备好药物。症状严重时,马上就诊。

问:冬天常戴口罩,可减少过敏性鼻炎的发作?

答:一来可以挡住冷风,二来也有与蒸汽治疗和洗鼻相同的作用,确实可以改善鼻部不适。不仅冬天,夏天进空调房也应该如此。

问:小儿鼻涕多,怎么办?

答:过敏性鼻炎多导致流清鼻涕,较易流出或擤出,擦净即可。

合并鼻窦炎时,则多为黏脓或脓性鼻涕,伴有鼻前庭炎或鼻中隔炎时还会有结痂,配合温生理盐水洗鼻、喷鼻可逐渐减轻。

幼儿不会擤鼻或倒吸时,可用吸鼻器(有些医药商店有售)吸除鼻涕。

如无合适的吸鼻器,可试用吸奶器,将其罩住幼儿的鼻面部直接吸引,注意持续时间不能太长,且负压不能太大。

问:孩子过敏性鼻炎合并中耳炎,日常护理应注意什么?

答:家长应多关注孩子的耳朵,问他耳朵是否有不舒服。多关注孩子的听力,如听力突然下降,就要注意了。

对于尚以奶瓶喂食的宝宝,最好采取直立位喂哺,而不要让宝宝躺卧吸吮,以防加重中耳炎。

此外,直立位喂哺后,轻拍小孩后背,把气体排出,才能让其平躺。

问:孩子过敏性鼻炎合并鼻窦炎,日常护理应注意什么?

答:使用滴鼻药之前,应先尽量清除鼻内分泌物,教会孩子正确的擤鼻涕方法。

滴鼻时,宜采用仰卧位,滴药后最好停留5分钟再起身。由于滴鼻液容易流至咽后部,滴药后应用清水漱口,以清除咽部残留药液。

起居室保持通风透气,湿度适宜,必要时可配置加湿器或抽湿器。

教导孩子不要将异物塞入鼻腔,不要随意抠鼻,不要到不清洁的水中游泳和跳水,游泳时姿势要正确,以防细菌入鼻等。

PART 3 ▶ 怎么吃才健康

避开易引起过敏的食物

为避免营养失衡,对某种食物轻度过敏,可以少吃、常吃、逐渐加量,以便让身体对过敏食物产生耐受性。增加的数量以不引起过敏症状为宜。这样随着食用量的慢慢增加就会逐渐耐受,通常经过一段时间后可以正常进食而不再过敏。

严重过敏者,应该忌食一段时间,待病情稳定后再从极小剂量开始试吃。

但是,如果曾出现过敏性休克,则这种食物应绝对禁食。

研究发现,对芒果、坚果类、鱼和甲壳类海产品过敏的患者往往需要终生禁食。

对某种食物过敏的人,比如牛奶、鸡蛋、海鲜,对很多添加了这些食材的食物,也要谨慎。

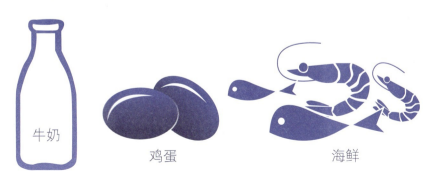

牛奶　　　鸡蛋　　　海鲜

常见食物过敏原的替代食物

为保证足够的营养成分,也可选择一种营养相宜的食物,代替饮食中剔除的食物。如对牛奶过敏的患者可采用豆奶或水解蛋白奶粉代替,也可采用米汁和油脂的混合物或鸡汤来代替。

牛奶 的替代食物

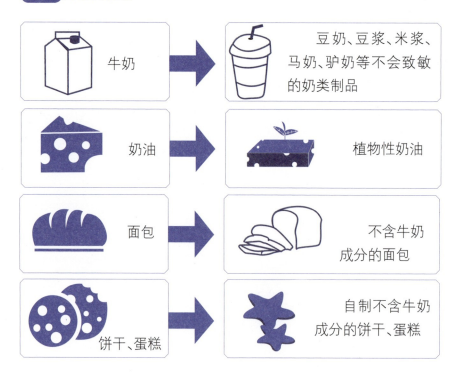

牛奶 →	豆奶、豆浆、米浆、马奶、驴奶等不会致敏的奶类制品
奶油 →	植物性奶油
面包 →	不含牛奶成分的面包
饼干、蛋糕 →	自制不含牛奶成分的饼干、蛋糕

> **注意**
>
> 不要用羊奶来代替牛奶。因为牛、羊都是有犄角的动物,牛奶和羊奶可能存在交叉过敏反应。
>
> 可以用无犄角动物的奶来代替牛奶,如马奶、驴奶,存在交叉过敏的可能性低一些。

鸡蛋的替代品

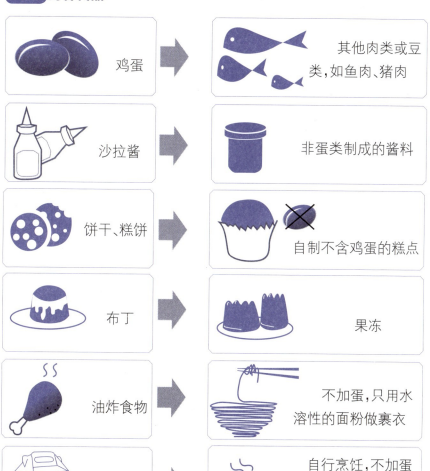

鸡蛋 →	其他肉类或豆类,如鱼肉、猪肉
沙拉酱 →	非蛋类制成的酱料
饼干、糕饼 →	自制不含鸡蛋的糕点
布丁 →	果冻
油炸食物 →	不加蛋,只用水溶性的面粉做裹衣
速食品 →	自行烹饪,不加蛋(非鸡蛋面等含蛋白成分的速食品)

吃对食物，抗过敏

常见的抗过敏食物有生姜、蜂蜜、葡萄、西兰花、大蒜等。

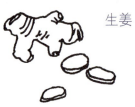

生姜

富含维生素C和镁等矿物质，既有助于缓解普通感冒引起的鼻塞，也能缓解过敏的呼吸道症状。

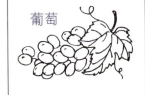

葡萄

葡萄皮有一种抗氧化剂——白藜芦醇，它具有消炎的功效，可以减轻过敏症状。

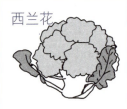

西兰花

含有一种名为莱菔硫烷的化合物，能降低过敏性鼻炎及哮喘发作的概率。

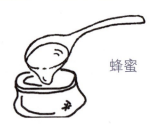

蜂蜜

含有微量的蜂毒（蜂毒在临床上被用于支气管哮喘等过敏性疾病的治疗），并且蜂蜜含有一定的花粉粒，经常喝会对花粉过敏产生一定的抵抗力。

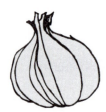

大蒜

含有200多种有益于身体健康的物质，如蛋白质、维生素E、维生素C及钙、铁、硒等微量元素，以及能增强人体免疫力的S－烯丙基半胱氨酸（SAC）、极具杀菌力的大蒜素。生吃大蒜能够减轻过敏反应程度。

这些营养素,可预防过敏

维生素B

如维生素 B5、B6、B12,为水溶性维生素,不会沉积在体内,所以需要每天摄入。

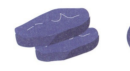

维生素C

维生素 C 不但可以降低血液中组胺的浓度,还可以减轻过敏发作,帮助支气管扩张,对预防气喘发作也有作用。

如果大量服用维生素 C 制剂,可能出现腹泻。

合并糖尿病的过敏性鼻炎患者,需要咨询医生之后再服用。

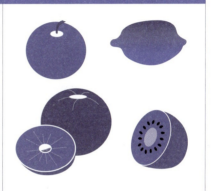

维生素E

可以帮助提高免疫系统的功能,降低血液中组胺的浓度。

但因维生素 E 是脂溶性维生素,过量服用,会在体内累积,导致中毒。

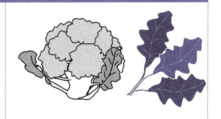

硒

可以降低对空气中过敏原的反应。其作用跟维生素 E 相似。

鼻过敏患者的家常菜

中医理论认为,肺开窍于鼻,肺气失调时容易引起鼻的病变,所以治疗鼻炎首先要调节肺的功能。以下推荐几个食疗小方,供过敏性鼻炎患者参考。

黄芪百合粥

食材: 黄芪、百合各 30 克,大米 100 克,红糖适量。

做法:

(1)将黄芪、百合分别洗净,放入锅中。

(2)加清水适量,用小火煎煮约 30 分钟,滤去渣,剩下药汁。

(3)将大米淘洗干净放入锅中,加入药汁,煮至大米烂熟,加红糖搅拌均匀即可。

点评: 此粥可调理肺气虚弱引起的慢性支气管炎、支气管哮喘、过敏性鼻炎等。

参苓生姜糯米粥

食材: 党参 20 克,白茯苓 20 克(捣碎),生姜 10 克,白芷 6 克,糯米 100 克。

做法:

(1)将党参、茯苓、生姜、白芷浸泡 30 分钟。

(2)水煎后取汁,再加入糯米煮熟成粥状即可。

点评: 温补脾肺,驱散风寒,温通鼻窍,缓解鼻塞、喷嚏、清鼻涕、倦怠懒言等症状。

西洋参麦冬鸡汤

食材： 带骨鸡腿1只、西洋参10克、麦冬10克、枸杞15克、黑枣25克、百合15克、盐少许。

做法：

（1）洗净鸡腿、切块备用。

（2）药材装入药袋包，把药材与鸡腿放入锅中，并放入1000毫升的水，炖煮30~45分钟。

（3）依个人口味加入盐调味，即可食用。

点评： 补气固本、滋阴润肺，改善过敏体质、增加免疫力，可减缓过敏性鼻炎症状。

辛夷百合粳米粥

食材： 辛夷30克，百合20克，粳米50克。

做法：

（1）粳米洗净，用清水浸泡30分钟。

（2）百合洗净，用清水泡发备用，将辛夷研成细末。

（3）百合、粳米一同入锅，加适量水，大火煮沸，转小火熬煮成粥。

（4）食粥时调入辛夷末两勺，搅拌均匀即可，每日一剂，连服两周。

点评： 辛夷性温、味辛，归肺、胃经，可散风寒，通鼻窍。

加味参麦饮

原料： 人参、白芷、五味子各10克，麦冬、红枣各20克，冰糖适量。

做法：

（1）将除红枣外所有药材分别淘洗干净，共放锅中，加适量水煎汁。

（2）取汁放入大枣炖至熟烂，加入冰糖溶化后即可服食，每天一剂。

点评：人参、麦冬、五味子三药合为生脉饮，为益气养阴，治疗气阴两虚症的主方。风热型、痰热型鼻炎忌用此方。

陈皮水

食材：陈皮6克。

做法：

过敏性鼻炎患者在过敏的高发季节，可每日取陈皮6克，用开水冲泡，加盖焖10分钟后饮用，喝完续水，至其味淡后嚼食陈皮。

点评：陈皮是临床常用的一味中药，其气香、味辛、苦，性温，具有理气健脾、燥湿化痰的功效。现代药理研究表明，陈皮含有多种挥发油、黄酮类、生物碱、肌醇等有效成分，有抗过敏的作用。

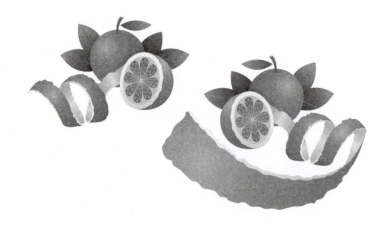

经典答疑

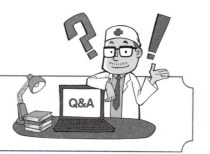

问：从婴儿时期就服用益生菌，可降低患过敏性鼻炎的概率？

答：有可能。益生菌是促进肠道菌群平衡的微生物，可以改善肠内微生物的相互平衡，调节肠道菌群，重新调节并增强肠内的整体免疫机制，可以减缓患有过敏性疾病孩子的过敏反应，也可以预防过敏的发生。

注意，如果对牛奶过敏，则不要选择含益生菌的乳制品，如酸奶。

问：保健品（如葡萄籽胶囊）能治疗过敏性鼻炎？

答：葡萄籽胶囊只是一种保健食品，不是药物。过敏其实是因为免疫不平衡。目前，还没有能将整个免疫系统都调整趋向平衡的药物。

PART 4 怎样住才健康

适合鼻过敏者的居家设计

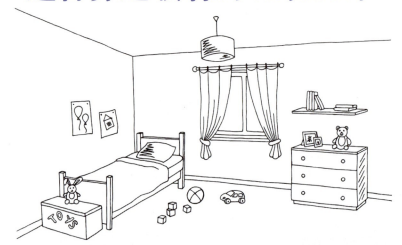

装修材料

在装修时，家居以简约的风格为宜，特别是寝室，杂物越少，越不容易积聚灰尘，引起过敏的概率也越低。

装修房子用了大量油漆、涂料、粘合剂等，这些材料散发出甲苯二异氰酸酯等大量有机化学物质。有过敏性鼻炎或哮喘的人吸入这些有机物后便容易发病。因此，过敏性鼻炎和哮喘患者搬入新房子前，必须打开柜子、门窗充分通风，让油漆及其他刺激性气味充分挥发后才能入住。

家具的样式、材质

样式尽量简单,家具应容易搬动以利清扫,少选布艺家具,尽量少挂装饰品,收纳柜加装门或选有抽屉的。

地板的材质

不要铺地毯,尽量用大块好清洁的瓷砖或木板。地板打蜡以水蜡为主。

墙壁、墙纸

尽量不用墙纸,以水漆粉刷墙壁为主。

窗帘的材质

避免用不方便清洁的百叶窗,窗帘少选棉质材料,可选纤维材质的。因为合成纤维或人造纤维的防螨性要优于天然纤维。

床上用品

使用毛毯,则要加被套,且被套要经常清洗。床上用品不使用时,用床罩罩上。

室内空气,别污染了

居家少用喷雾式清洁剂、香水、芳香剂

喷雾式的清洁剂、香水或空气清新剂容易诱发过敏性鼻炎发作。因此,过敏性鼻炎患者最好少用这些物品。家庭其他成员不得已要用,也应该避开过敏性鼻炎患者。

家里拒绝二手烟

香烟烟雾是重要的室内过敏原。所以,家有过敏性鼻炎患者,所有家庭成员都禁止在室内吸烟。

居家避免燃烧物质

比如传统蚊香、檀香、蜡烛等。

另外,柴煤燃烧时产生一种叫二氧化硫的气体,常可导致哮喘患者的发作。厨房炉灶最好以电热为主,不要使用木炭、煤油、天然气等燃料。

注意

汽车尾气也含有二氧化硫,过敏性鼻炎患者外出时也要注意。

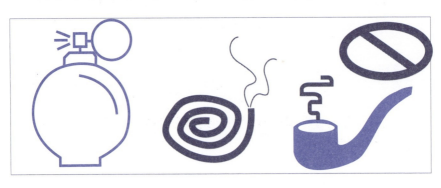

养过猫狗的房间，要彻底清洁

患有过敏性鼻炎以及支气管哮喘等疾病的人，不适合养有毛宠物。

因为只要养了，就不可能绝对及时清理宠物的毛发、皮屑等过敏原。毛发、皮屑都看不见，很难彻底清理，更别说动物的唾液。即便宠物不舔舐你的皮肤，其唾液掉在地上也会挥发到空气中。

而且，这些过敏原黏性极大，如果不清理，过敏原可在室内环境残留半年的时间。

所以，即便自己不养，抱过别人的有毛宠物之后，也最好全身都彻底清洁一番，比如洗澡，换掉、清洗身上的衣物。有毛宠物待过的房间用水洗或湿布抹墙壁、地板等。

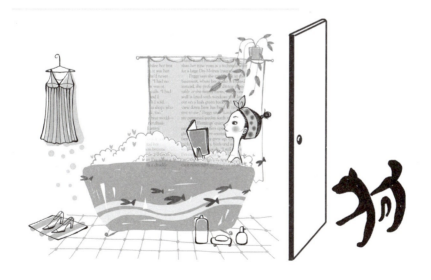

防过敏反应,换个方式收拾家

过敏性鼻炎或哮喘患者,对灰尘、霉菌等特别敏感。生活中不注意,也会加重过敏症状。

杂物断舍离

杂物会吸附灰尘,引发过敏。如果家里有过敏症患者,应当定期彻底清理房间,处理掉不必要的杂物。

清扫戴口罩

错误的清扫房间的方式会引发过敏,如做家务时不戴防尘面罩。

清洁时用湿抹布代替掸灰尘;每周用吸尘器清扫房间1~2次;用擦地代替扫地;使用天然的、不含有刺激性化学物质的清洁剂。

用完吸尘器,马上清理集尘盒

吸尘器的集尘盒也是灰尘集中地。有的人习惯用完吸尘器就放到一边,想着反正集尘盒里的灰尘也不多,等下次吸尘后再倒掉也不晚。

然而,灰尘长期堆积,螨虫会很多。当集尘盒里的螨虫数量太多,就会爬到房间其他地方。所以,集尘盒应及时清理且要清洗。

但凡有滤网的家电，都要勤洗勤晒

空调、空气净化器的滤网如果不洗或不换，相当于"垃圾桶"。滤网使用时间越长，灰尘、毛发、皮屑积聚越多。

这种环境，很适宜螨虫滋生，还会随着空调、空气净化器的出风口，飘散到全屋各处。

因此，空调滤网至少1个月清洗1遍；空气净化器的滤网大多不能清洗，平时应多拿去晒晒，最多使用1年就必须更换了。

天气好，开窗通风

人们日常呼出的气体中，含有少量的水汽。长时间在家里，同时又紧闭门窗，家里的湿气会越来越重，成为螨虫的温床。

所以，每天回家，只要天气好，第一件事就是开窗通风，去除或降低装饰装修材料及家电散发的空气污染物。也让阳光照进来，减少空气中的细菌数量。

衣服干透再收好

在时间紧张或天气不好的日子，人们很容易就把没完全干透的衣服收到衣柜里。潮湿的环境会为霉菌的滋生提供完美的温床，而霉菌是引发过敏的重要室内过敏原。所以，一定要在衣物完全干燥后再把它们存放在衣柜里。

治螨诀窍——烫、洗、晒

定期清洗、晾晒被子,清洁除尘才是除螨的根本。

● 家里哪些地方螨虫最多 ●

- 床垫被铺
- 枕头
- 衣服
- 凉席
- 布艺沙发
- 地毯
- 毛绒玩具
- 宠物
- 空调滤网
- 窗帘

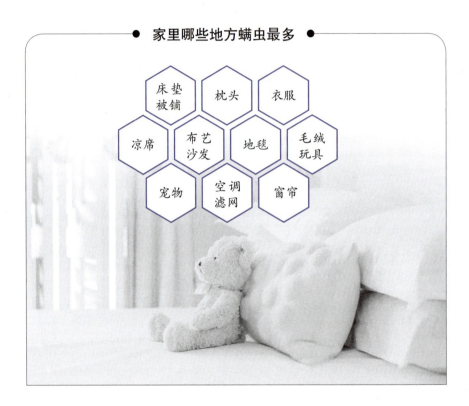

清洗——热水浸泡，不加消毒液，也能杀螨

用 55 摄氏度以上的热水，浸泡 10 分钟以上，就能杀螨。再用水漂洗一下，相当一部分螨虫会随水漂走。所以，凡是能够清洗的物品，都最好洗洗再晒。

晾晒——先洗后晒，时间越长越好

螨虫喜欢潮湿的环境，不耐高温。

如果阳光比较猛烈，让晾晒物的温度升至 55 摄氏度以上，并保证充足的晾晒时间，就足以杀灭螨虫。

拍打能够使被子里的灰尘、皮屑，以及部分螨虫掉落下来。灰尘、皮屑少了，螨虫缺乏食物来源，生长便比较慢。

晾晒时，注意翻面，把物品"晒透"。

拍打时，最好戴一个口罩。螨虫的尸体、排泄物都是过敏原，容易引起打喷嚏、流鼻涕。

熨烫——用蒸汽慢慢熨烫，效果更好

熨烫除螨，靠的也是高温。

将熨斗温度设置为 55 摄氏度以上，在同一个位置熨烫 10 分钟以上，可以让螨虫"热死"。如果温度设置在 100 摄氏度或以上，那熨烫几分钟也足够了。

但熨烫也存在跟晾晒一样的问题：质地比较厚的棉被、枕头，熨烫只能杀死表面的部分螨虫，对躲在深处的螨虫，杀灭效果会降低。

所以更推荐用蒸汽挂烫器，比起干热，蒸汽的穿透力更强一些，相对更容易杀灭躲在深处的螨虫。

抽湿——湿度越低,越不利于螨虫生长

环境温度在17~25摄氏度,湿度在80%以上,最适合螨虫生长。把室内湿度降到50%以下,能有效降低螨虫繁殖速度甚至抑制其生长繁殖。

清洗衣物床铺时,没必要加消毒液、除螨洗衣粉

不加消毒液,热水浸泡也已经能够杀螨。

普通消毒液能杀灭细菌、病毒、霉菌等,但未必能直接杀死螨虫。

除螨洗衣粉里,加入了杀螨剂如拟除虫菊酯。如果没有足够高温的热水,或者想除螨功效更好一些,也可以用用这类产品。

给被子、枕头套个黑胶袋,再拿去晾晒,"热不死"螨虫

事实上,套了黑胶袋,袋子表面温度高,但被套和枕头内部温度不高,被子的湿气也没法蒸发到空气中。湿答答的被子,仍有利于螨虫的繁殖。

另外,套了黑胶袋再拍打被子,被子上的灰尘、皮屑等螨虫喜爱的食物,还是会留在被子上。

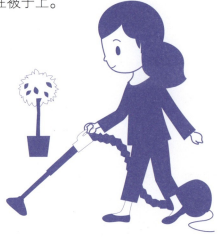

买除螨机?
有吸尘器、洗衣机就够了

"除螨",已经成为家电市场的新概念。

除了除螨机,洗衣机、吸尘器、挂烫器、紫外线灯等也来凑热闹,纷纷打出"除螨率99%"的招牌。值得买吗?

紫外线灯杀螨? 其实很难

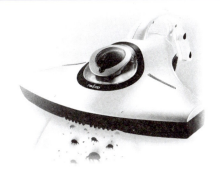

广告称,除螨机之所以能高效除螨,全靠"一拍二照三吸":先利用高频振动,把被子、衣物里的螨虫拍落下来,接着,用紫外线灯把螨虫杀死,最后,把螨虫尸体吸出来。

其中,紫外线是商家宣传的重点。一些以除螨为噱头的洗衣机、吸尘器,也是多了一根紫外线灯管。

实际上,紫外线杀灭螨虫效果有限。细菌、病毒、真菌的结构简单,紫外线足以破坏其DNA,故而有杀菌或消毒之效。但螨虫属于节肢动物,结构复杂得多,紫外线的杀灭效果相对较差。

> **注意**
> 用于杀菌的紫外线灯,直接照射对人体有很大危害,只有在没有人的时候才能开灯。

超声波:效果待研究

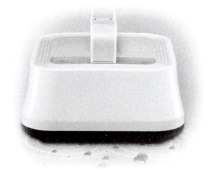

还有除螨机独辟蹊径,利用超声波除螨。

从原理上看,或许有助于抑制螨虫的生长和繁殖。就像人一样,长期生活在吵闹的环境里,身体肯定受到不良影响。

不过,目前相关的研究非常少。超声波究竟能起到多大的除螨作用,有待进一步验证。

吸尘器、洗衣机,本身就能除螨

吸尘器具有比较大的吸力,可以把被铺、地毯里的部分螨虫吸出来。更重要的是,吸尘器能吸走灰尘、皮屑等螨虫滋生负载物,起到清洁卫生、消除螨虫的作用。平时我们用吸

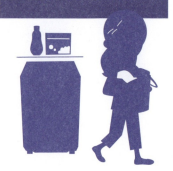

尘器吸出来的灰尘，里面很可能就有螨虫。

此外，用洗衣机漂洗衣物时，相当数量的螨虫会顺水漂走。现在，很多洗衣机还有高温洗涤的功能，人们只要把水温设置为55摄氏度以上，就能够利用高温杀死螨虫。

挂烫器、熨斗，也同样是用高温除螨。

除螨仪没有国家标准，小心被照伤了

至今，我国尚未有关于除螨仪的国家标准。

究竟仪器能不能除螨、除螨率有多高、是否安全，都是一个未知数。

如果人们确实想购买除螨机或除螨家电，建议看看商家出具的相关检测报告。带有CMA、CNAS标识的检测报告，说明该检测项目经过国家计量认证部门认证或认可。具有"3C"认证的产品，说明安全性较有保障。

使用带紫外线灯的除螨家电时，注意别让紫外线照射到眼睛和皮肤，否则容易引起眼睛发炎、皮肤红肿疼痛。

防螨床品，舒适有效难两全

一则防螨被套广告如此写道："纤维织物孔径仅 0.6 微米，螨虫及其分泌物根本无法穿过，能持久、有效阻隔过敏原。"

听起来，道理很简单，这种被套密度高，螨虫钻不进，所以没办法进被子内"筑巢"，就算被里已有螨虫，也没办法爬出来祸害我们。

真的有效吗？

布料密度高，螨虫钻不进

尘螨宽度一般大于 50 微米，其粪便在 10~40 微米。无论是防螨床套、被套还是枕套，只要布料孔径足够小，足够密，确实能起到所谓"物理防螨"的作用。

那么什么布料可以做到这么密呢？

无纺布。顾名思义，即不经纺织的布。它的纤维排列可以无规则，所以能将布缝孔径做到很小。

这不是什么新事物，市面上很早就有这种超密材料。

其优点在于，重量极轻，防潮性和柔韧性较强。

但这种材料的透气性不如纺织的布，舒适性不足。而且，由于使用了防螨床品后，仍有部分螨虫留在床垫、被子、枕头内，随着时间延长，它们会不断繁殖、集聚，产生更多的尘螨代谢物。所以总体上看，**防螨床品的防螨效果并不持久。**

被套自带"杀虫药",特别要注意安全

还有一类防螨床品,用的是化学法,也就是在织品中添加了防螨的化学物质。

> **注 意**
> 有人可能对这些防螨化学物质本身过敏。在使用过程中,如果过敏发作,就要停止使用。

合成纤维更能防螨

按纤维来源,纺织品可分为天然纤维(棉、麻、毛、丝等)、合成纤维(涤纶、棉纶、腈纶、维纶等)、人造纤维(人造棉、人造丝、人造毛等)。

一般来说,天然纤维的舒适性要优于合成纤维或人造纤维。而合成纤维或人造纤维的防螨性能要优于天然纤维。

如何买到正规厂家生产的安全防螨床品

2010年4月1日,《防螨床上用品》国家标准正式实施,其中对防螨床上用品进行了多项规范。购买时要注意这几个细节:

产品上要有吊牌。

(1)要有国家认证和安全测试的资料。

(2)包装上有标注防螨等级。

(3)据上述标准,防螨床上用品分为两个等级:A级,指洗涤次数10次后,驱螨率仍达50%及以上;AA级,指洗涤20次后,驱螨率仍在60%及以上。

除螨喷雾,看成分选购

"××菊酯",灭螨有效

市面上的除螨剂有很多种,有的是喷雾型,有的是"电蚊香"型。无论是什么类型,都要根据其有效成分进行选择。

家居环境中的螨虫,主要是尘螨,尘螨属于蛛形纲动物,菊酯类杀虫剂就对它有效。

菊酯类,指的是拟除虫菊酯类药物,是一类模拟除虫菊素合成的化合物。这类化学成分,通常以"菊酯"二字结尾。

其中,二甲基丙烷羧酸酯(俗称"联苯菊酯"),就有良好的灭螨效果。

其实,一些普通家庭杀虫剂含菊酯类成分,也能用来灭螨。

另外,阿维菌素(俗称"阿灭丁")和羧酸类衍生物也被应用于灭螨产品中。

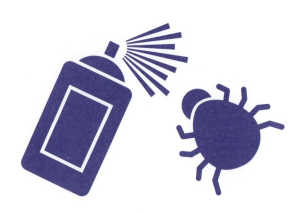

纯植物、中草药，大多只能驱螨

使用化学杀虫剂，人们往往担心"有毒"，因此，更倾向于选植物成分的产品。市面上也有不少选择，有天然植物成分的、中草药成分的，甚至有些使用植物萃取物"植物抑螨素"。

这类植物通常具有挥发性气味，如桉树、天竺葵、茶树、金银花、香樟、除虫菊、印楝等。但是，只有除虫菊有一定的灭螨作用，大多数植物的提取物未发现有直接的灭螨作用。

常见于除螨剂中的中草药——艾草、薄荷、紫苏、丁香、百部、苦参，也是同样道理，主要起驱螨作用。

● 购买提醒 ●

只要是杀虫剂，即便是家庭杀虫剂，都属于"农药"管理范畴，购买时，要认准"农字号"。包装上应标注"农药正式登记证号""农药生产批准文号"。此外，还应有生产许可证、批号，写明有效成分、有效期、使用方法、使用禁忌等。

购买除螨剂时，要去正规商场、药店或药房购买，并查看是否为正规厂家生产。

切勿将农业或工业用途的除螨剂用于家庭中。

● **使用提醒** ●

不建议直接用于床上、衣物或皮肤。

在某些特殊情况下,如野外宿营、进入陈旧房子或仓库等,可以适量地、短时间地喷于床上、衣物或皮肤上做直接防护。但需注意,皮肤有破损、皮肤敏感者,不可直接用于皮肤。

儿童、老人、孕妇等特殊人员应慎用。

不要常用。

有儿童和孕妇的场合,避免过量使用除螨剂。

保持家居清洁卫生、通风和干燥,才是避免螨虫滋生的最好方法。

除螨贴，一次只能用 3 个月

除螨贴，薄薄的一片，声称放在床垫上、衣柜里，就能 24 小时不间断除螨。其原理是，能释放螨虫喜欢的香味，将螨虫引诱到贴中，用矿物质粉末使它干燥而死。

理论上行得通，螨虫确实会被一定的气味所吸引而聚集，环境湿度在 60% 以下，就能抑制尘螨滋生，而足够干燥的环境，可以引起螨虫死亡。

不过，除螨贴通常无法长期使用，按商家说，使用 3 个月就得扔。

1.自动吸引螨虫

除螨贴引诱垫中含有螨虫喜欢的香味，这些物质可以不断地吸引聚集螨虫。

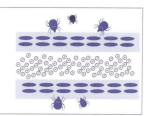

2.将螨虫干尸化

螨虫被吸引进引诱垫后，在具有干燥作用的矿物质粉末的作用下，干燥干尸化。因为螨虫身体 80% 以上由水分构成，被干尸化的螨虫直接被封存于引诱垫中。

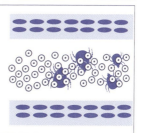

3.封存螨虫尸体和粪便

螨虫的死尸和排泄物是导致各种过敏性疾病的元凶。引诱垫将螨虫死尸和粪便封存起来，避免其飞散至空气中，被吸入人体，3 个月使用期后作为一般垃圾扔掉即可。

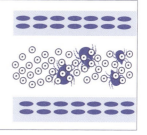

抽湿机,南方必备"神器"

每年春夏,总有那么一段时间特别潮湿,尤其是中国南方,到处湿漉漉。

众多除湿大法大家可能都试过,比如干燥剂、干衣机、空调。经验发现:备一台抽湿机最合算,还可以兼职空调、空气净化器。

◎干燥剂、干衣机、"风筒+塑料袋"等方法,仅仅作用在某个局部,对房间整体的干燥没有帮助。

◎空调、抽湿机能作用在整个空间,但是空调的除湿效率低,而且,用空调降温,最多也就降到十几摄氏度,螨虫依然能迅速生长。

所以说,要除湿,得选抽湿机。

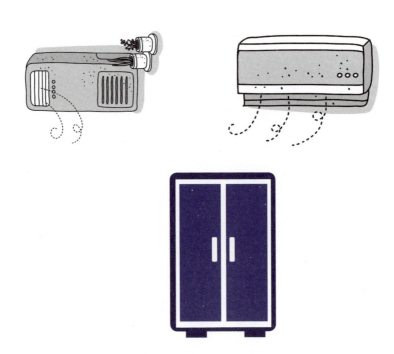

抽水量，是重要购买参数

衡量抽湿机能力，一个重要参数是抽湿量，即每小时抽出多少升水。

抽湿量越大，房间干燥下来的时间越短；或者在合理时间内，能干燥的面积越大。基本上，同一品牌的机器按抽湿量排出一个产品系列，价格跟抽湿量成正比。

在居家环境下，如果经济宽裕，就选择抽湿量跟面积匹配的产品，超出匹配面积的产品都可以。

手头比较紧，低配置的关系也不大，只要关好门窗，让机器多运行点时间，房间也能干燥。

另外，抽湿量跟测量条件有关。某些品牌会钻这个漏洞，标一个夸张的数值吸引消费者。建议不要跨品牌比较抽湿量，以免被愚弄。

除湿机常是长时间、大功率工作，其安全性非常重要。例如，压缩式除湿机都有"3C标志"，即中国强制性产品认证标志。每个"3C"标志后面都有一个随机码，消费者可登录国家质检总局网站，查到机器的主要参数和生产厂家。

全年使用，"榨干"抽湿机的价值

南方家庭，抽湿机可以全年工作。

春——除湿

无惧回南天——衣服挂一晚就干，告别书籍霉变，等等。

夏——降温

南方夏天的湿度也很高，用空调降温可以实现"凉"，用抽湿机降湿度实现"爽"。

用抽湿机降下空气湿度之后，能提高人体自身的散热效率，将空调设定在28摄氏度就会觉得很舒服。不开抽湿机的话，可能要降到26摄氏度才行。

降湿耗电小,降温耗电大,相信你能算好经济账。

除了主观感觉舒服外,降温控湿也有实实在在的好处,比如,室内的微生物没那么活跃,可以减少过敏原等。

秋冬——当空气净化器用

在抽湿机的前端放上 HEPA 滤纸,再调到"通风"档,它就变成了简易空气净化器。

此时压缩机是不工作的,因此耗电量跟普通的风扇相似。

但是,抽湿机毕竟不是专门的空气净化器,滤纸做不到 100% 利用,要注意勤更换。

若家住北方,天气偏干,回南天时间短、程度轻,一般的楼房用空调就可以,通常不需要专门购买抽湿机。但若住在地下室,或者家有地下室,那么配一个抽湿机就很有价值,因为地下室湿度大,光线暗常常引发霉菌(真菌)滋生。

除湿小法宝

无水氯化钙、生石灰、白色硅胶、蓝色硅胶、木炭或竹炭等，可有效去除衣柜、抽屉、鞋柜、书柜、置物箱、电器等处的潮气，但对于食物、药品的干燥，则应选性质比较稳定的硅胶除湿剂。

无水氯化钙：白色固体，每千克吸水量为1~1.2千克。吸水后不可重复使用，价格较低廉。

生石灰：每千克能吸附约0.3千克水分，属一次性产品。

白色硅胶：无色或白色颗粒，吸水量为硅胶自重的30％~35％，晒干、加热或烘干后可反复使用。

蓝色硅胶：加入了氯化钴，干燥时呈蓝色，吸水后变红色。经晒干、加热或烘干后可反复使用。但氯化钴有毒，应注意避免误食。

木炭、竹炭：兼吸附水气、除臭等功效，但除湿量较小，晒干后可重复使用，但3~6个月需更换。

经典答疑

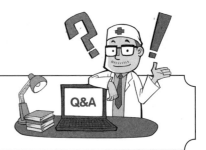

问：睡醒后,应先把被子翻过来晾一晾,等潮气散去后再叠被子,这样能防螨?

答：这种做法能稍微降低被子的湿度,但效果比较有限。

更何况,不仅被子上有潮气,床垫上也有。把被子平铺在床上,不叠起来,床垫上的潮气比较难挥发。

问：衣物上阳光的味道,是烤螨虫的味道?

答：那种气味跟螨虫没什么关系。更可能是紫外线的照射,促使少量氧气转化成臭氧,或者与被子上的某些分子化合物产生了化学反应。

问：床垫晒不透、洗不动,怎么除螨?

答：对于床垫、沙发垫,目前也没有特别好的除螨方法,建议还是"防"字为上。

不妨在床垫上,铺一层塑料薄膜。薄膜质地致密,螨虫钻不进去。或者铺一两张床罩,让皮屑、灰尘等都掉落到床罩上,经常洗一洗。这样可以减少落在床垫上的灰尘、皮屑。

问:臭氧杀菌,对过敏性鼻炎患者有好处吗?

答: 臭氧是强氧化剂,浓度高、时间长的话,可以杀灭螨虫,这对过敏性鼻炎患者有好处。但是,如果人吸入大量臭氧,会引发咽喉肿痛、胸闷、头晕头痛。螨虫还没死,人就病倒了。

问:天然乳胶床垫、乳胶枕头能防螨吗?

答: 如果乳胶材料的孔隙比较小,螨虫确实没法钻进去,有一定的防螨之效。但如果不经常洗、晒,乳胶材料表面也会聚集很多皮屑、灰尘,同样会长螨虫。

问:儿童、孕妇可以用防螨床品吗?

答: 只要是经过了国家安全测试的正规产品,儿童、孕妇也能够使用。

PART 5 过敏性鼻炎,怎样运动才健康

对于过敏性鼻炎,运动是一种非常实用的治疗方法。有研究发现,坚持运动可增加血液循环,使鼻腔气道阻力减少,可以使受到过敏影响的鼻腔、肺部等部位提高调控能力。

适当的运动还可以增强患者的免疫力,有效减少过敏性鼻炎发作。

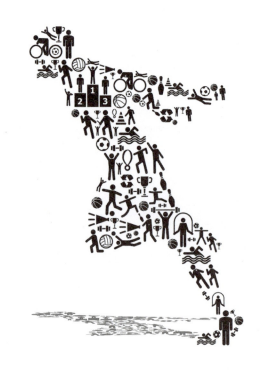

适合过敏性鼻炎患者的运动

如果只是轻微过敏性鼻炎,不需要刻意限制运动类型和时间。但还应以温和的运动为主。

如果合并哮喘、慢性咳嗽等问题,就不适宜进行激烈的运动。

如果患者确实想做激烈的运动,可以根据自身的情况,循序渐进,逐日增加运动量。

散步、慢跑、游泳、瑜伽、保健操、太极拳、五禽戏、打乒乓球、舞剑等。

足球、赛车、高冲撞的运动(如冰球)、快速自行车、网球、篮球、短跑、棒球等。

运动场所——别和雾霾"较劲"

最好选择干净的室内运动场所。如在室外运动,要注意附近有没有燃烧废弃物或排放工厂废气。不要靠近大马路运动。

冬季雾气较多,时常会有雾霾出现,容易诱发鼻炎、支气管炎、哮喘等呼吸道疾病。所以,在雾霾严重的天气,建议待在家里,做些室内运动即可,减少登山、室外长跑等运动。

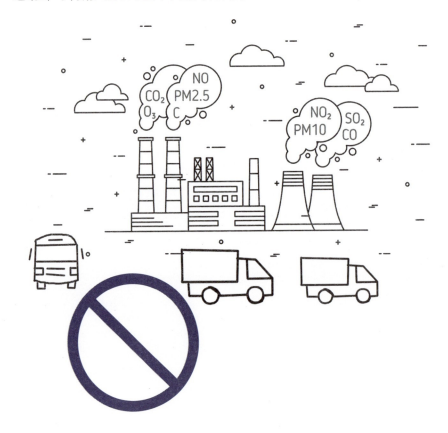

合适的运动量——"有点累"

一般运动时间可限定在半个小时到 1 个小时,或者根据个人具体情况来定。

运动强度控制

随着运动强度增大,人的感觉从"很轻松""比较轻松""有点累""比较累",进而达到"很累"。其中"有点累"的强度就已经达到有氧运动强度的要求了。

如果运动时上气不接下气,说明运动强度过大。

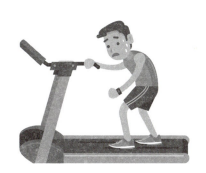

试试鼻保健操

除了必要的药物治疗外,也可尝试做鼻保健操。

研究结果显示,鼻保健操在缓解患者鼻痒、眼痒、喷嚏、流涕、鼻塞、头昏、头痛等方面有较好效果。

鼻保健操的手法

预备动作:上身保持端正坐位,眼平视前方,注意力集中,全身放松,双手掌相互搓热。

第一节:以双手拇指分别抵住两边风池穴位,其余手指可包住头部,旋转揉按,重复4个8拍(旋转1次为1拍)。

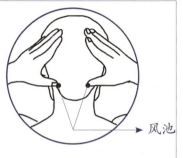

风池——位于头部后方,先往耳后部位寻找,碰到骨头凸出的地方,再往靠近发际凹陷处的下方,左右各一。

功能:疏风清热、聪耳明目、醒脑开窍。

第二节:以右手食、中指旋转揉按百会穴位,重复4个8拍。

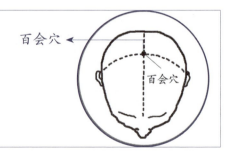

百会——位于头顶,双耳尖连线与鼻梁正中向头顶延长线的交汇处。

功能:升阳举陷、益气固脱。

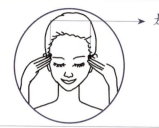

第三节:以双手食指旋转揉按太阳穴位,重复2个8拍。

太阳——位于眉毛尾端与眼睛尾端的中央,向鬓角滑动时,所接触到的骨头凹陷处就是太阳穴,左右各一。

功能: 祛风清热、清头明目。

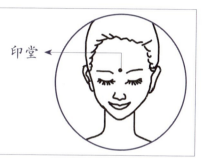

第四节:用双食指按压印堂穴位,然后沿眉骨下方向外推至太阳穴位,重复2个8拍。

印堂——位于两眉的中间。

功能: 疏风清热、止痛、清头明目。

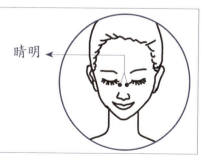

第五节:以双手食指旋转揉按睛明穴位,重复2个8拍。

睛明——位于眼睛最内侧上方,左右各一。

功能: 降温除浊。

第六节：以双手食指旋转揉按迎香穴位，重复2个8拍。

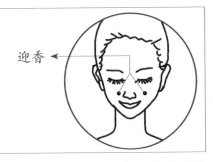

迎香——位于鼻翼两侧凹陷处，鼻翼底部正侧方与鼻唇沟附近的穴位，左右各一。

功能： 清热、散风、通窍。

第七节：搓热双手小鱼际，反向半合并左右小鱼际，从上到下来回按摩睛明和迎香两穴位，重复2个8拍。

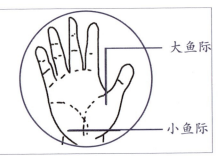

第八节：最后，再次搓热双手掌，以掌面从内到外按摩整个面部，以温热为度。

穴位按摩联合应用：具有镇静安神、理气活血、疏风清热、泄热开窍、行气通络、祛风明目等功效，能够缓解鼻炎所引起的鼻塞、喷嚏、流涕、鼻痒、眼痒、头昏、头痛等症状。

经典答疑

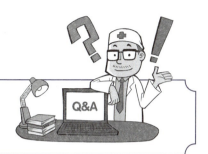

问：过敏性鼻炎患者游泳时应该注意什么问题？

答：夏天是游泳的好季节。对过敏性鼻炎患者来说，游泳是一项非常好的运动。游泳时，姿势要正确，要注意不要让水进入鼻内而引起感染。

离开水面以后，如果鼻内有水，不宜用力擤出，可在地上做跳跃运动，同时用鼻做短促呼气，以便将水排出。

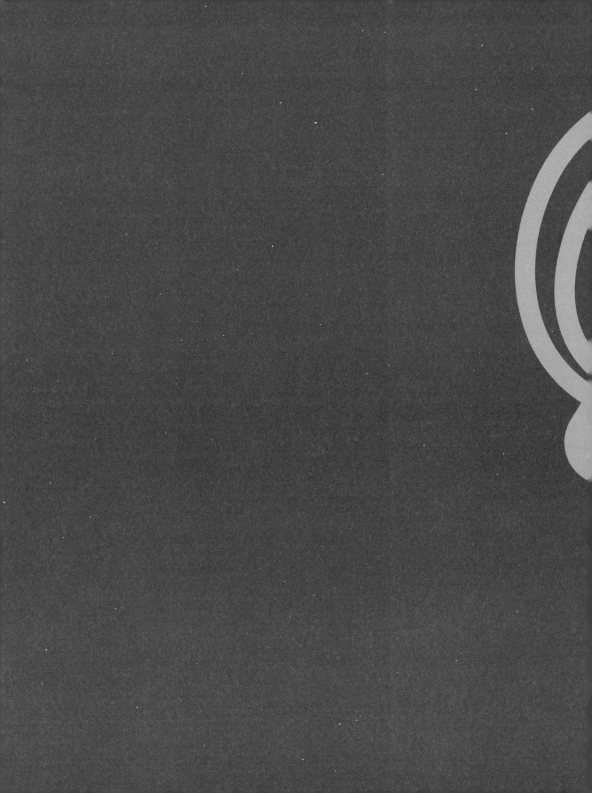

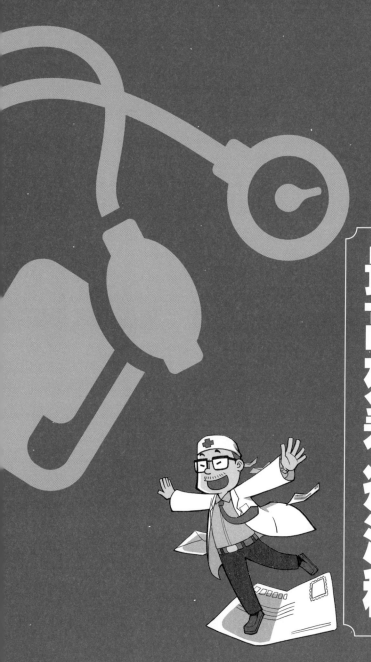

PART 1
如何就诊更高效

鼻子过敏,看什么科

可以直接找过敏反应科或变态反应科。不过不是每家医院都有这两种科室,这种情况下,可以选择到耳鼻喉科、眼科、皮肤病科等。

值得注意的是,就医一定要选择正规的医院。

就诊前要准备什么资料

应事先了解欲前往的医院有无专门的过敏反应科或变态反应科。

带上医保卡、自身的药物与食物过敏记录、目前正在服用的药物记录等。

如何高效挂号

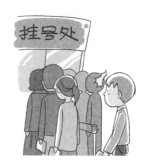

利用各种各样的互联网或移动互联网工具进行预约挂号,不仅会节省大量排队挂号的时间,一些难得的号源也有更大的机会获得,而且,预约方式通常可以具体到时间段,可以避免就医与工作的时间冲突。

目前最常用的预约挂号方式一览(广东省)

1. 网络平台 (适用:经常使用电脑上网者)

广州市卫生局统一挂号平台:http://www.guahao.gov.cn。

医院官方网站:部分医院官网开通预约功能,一般在医院网站首页。

第三方网络挂号平台:健康之路、挂号网等。

2. 电话 (适用:上网不方便者或老年人)

健康之路:400-6677-400。

电信:114。

移动:12580。

3. 微信平台 (适用:微信使用者)

流程:打开微信 APP "微信→钱包→城市服务→挂号平台"。

4. 支付宝平台 (适用:支付宝使用者)

打开支付宝 APP "支付宝→城市服务→挂号就诊"。

5. 医院微信公众号 (适用:微信使用者)

关注就诊医院微信公众号服务号便可预约。

6. 医院官方 APP (适用:手机 APP 熟练使用者)

目前,仅有部分医院开发了相应 APP。

7. 第三方挂号 APP 及其微信公众号（适用：手机 APP 熟练使用者）

如微医 APP 及其微信公众号，160 就医助手 APP 及其微信公众号，翼健康 APP 及其微信公众号，不同服务平台号源不一，可作不同尝试。

8. 现场预约（适用：复诊者，其他预约方式不方便者）

各医院门诊预约挂号人工服务台：方式与一般现场挂号相似。

各医院门诊挂号自助机：需要注册或办理诊疗卡，兼具付款及验单查询功能。

"微导诊"现场扫码预约。

9. 诊间预约（适用：复诊者）

需要复诊的患者可以现场让医生预约下一次就诊时间。

预约挂号要注意的问题

◆ 注意医院号源放出的时间，不同挂号平台会有不同的放号时间，错过这个时候，一些抢手的号源会更难得到。

◆ 注意不同预约方式的有效预约时间，如提前 1 周或 2 周。

◆ 知晓不同预约方式的服务时间。部分网络预约是 24 小时，也有一些夜间会停止（0:00—7:00）服务。

◆ 不要爽约。如有特殊情况不能前往就医，要提前取消。

◆ 有不同院区的医院预约时应该看清楚医生出诊地点。

◆ 一些预约方式仅支持有该院诊疗卡者，初诊者可以尝试别的方式。

提高门诊就医效率的 5 个技巧

2. 如果属于疑难杂症，或者需要就诊号源特别紧张的专家，可选择特需门诊，挂号费比较高，但更容易获得号源，也能获得相对较长的与医生沟通时间会见。也可以申请会诊。

3. 带上可能需要的东西：身份证、医保卡、银行卡、现金、笔、原先的病历和检查单。如在该院是初诊，了解是否需要先开具诊疗卡。

1. 提前查询好医院地址，门诊楼的分布，药房、检验处、收费处的地点等。注意有不同院区的，不要白跑一趟。

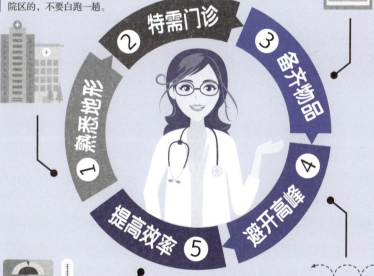

5. 如果需要进行多项检查，先去需要预约的项目（如B超、MR/CT），再去做不需预约的项目。

4. 尽量避开人流高峰。一般来说（非绝对）周一至周三上午，专家最全，但就诊人数也最多。上午看病的人多，下午少（当然，需要抽血检查的项目通常都要在上午）。

如何与医生高效沟通

在诊室里,与医生面对面交流的时间,或许只有短短的几分钟时间。如何利用好这几分钟,完成与医生之间最有效的沟通,这很大程度,取决于你的准备。

就诊前,最好先回想,整理症状、发病经过的详细情形,还有想问医生的问题,并且都记录下来。

问诊时,医生会问哪些问题,及可能的回答列举如下。

医生可能问的问题	你可能回答的相关内容
鼻子的症状出现多久了?	几天、几个月、几年等
鼻子的症状出现的频率如何?	每天数次、每周数次、每月数次等
症状主要出现在什么时间?	不定时,或早上起床时,或晚上睡觉时
有没有特定的场所?	灰尘多(如打扫时)、有二手烟、香水味浓的地方
是否有特殊的季节?	春天、春夏交接、秋天、秋冬交接或一整年
鼻塞、打喷嚏的程度如何?	鼻塞的时间持续多久、休息后就好了、用了药物之后缓解了,或者不处理会转变成其他症状
是否有诱发的因素?	空气闷、劳累、吃了某些食物、睡眠过多或过少
伴随哪些症状?	流泪、流鼻水、眼睛发红、耳朵痛等
有没有家族史?	家庭成员是否患过过敏性疾病?具体是谁?
以前有没有发作过?	小时候有没有气喘或皮肤症状(如湿疹)
目前是否在服用什么药物或做什么治疗?	药物名称或药品包装盒,服用多久
曾经做过过敏原检测吗?	检测结果如何,当时检测之后有无治疗,治疗多久,效果如何
居家环境怎么样?	有没有发霉的墙壁、毛绒玩具、宠物、储存大量书籍杂志

出门旅游,先查医院

过敏性鼻炎患者,尤其是合并其他疾病的患者,在出门旅游之前要做好准备:

列好过敏原名单,如昆虫、药物、食物等;

准备好常用的药物,放在随时能拿到的位置;

带上个人病历;

查清楚旅游所在地附近的医院名称以及联络电话;

自驾车出行,车内应注意空气流通;

避免吃过敏食物,以全熟食为主;

注意检查住宿处灰尘的清理和空气流通状况,待室内灰尘清理完、开门窗透气之后,过敏性鼻炎患者再进入。

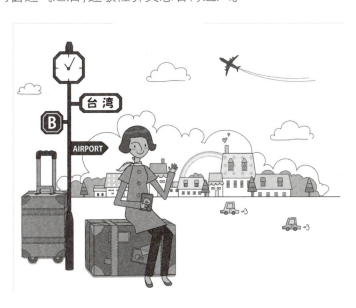

家庭医生 医学科普丛书

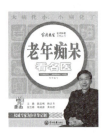

《老年痴呆看名医》

主编简介：
姚志彬，中山大学教授、博士研究生导师，广东省医学会会长。
陆正齐，中山大学附属第三医院神经内科主任，教授，博士研究生导师。

内容简介：
阿尔茨海默症是老年人痴呆的重要原因，它不是正常的老化，而是一种疾病！它不仅夺走患者的记忆，也可能让他们丧失思考、行为的能力，给家庭带来困境。本书将告诉您如何尽早发现老年痴呆的苗头，并积极处理；告诉您如何科学爱护大脑，让它更年轻。同时，也为有老年痴呆患者的家庭提供具体可行的日常照护指引。

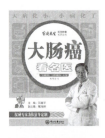

《大肠癌看名医》

主编简介：
汪建平，中山大学附属第六医院结直肠外科主任，中华医学会理事，广东省医学会副会长，广东省医师协会副会长。

内容简介：
大肠是健康的"晴雨表"，很容易随身体状况的变化而发生问题，而人们最易忽视细微的身体变化，如最常见的便秘和腹泻，这其中可能隐藏着重大疾病，比如逐年高发的大肠癌。本书最重要的目的，是要带给读者一个忠告：是时候关心一下您的肠道了。关注自己的肠道，会带来无比珍贵的健康。

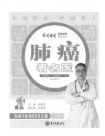

《肺癌看名医》

主编简介：
何建行，广州医科大学附属第一医院院长、胸外科教授，卫生部有突出贡献中青年专家，国务院政府特殊津贴专家，中央保健专家，中国十大口碑医生，广东省医学会胸外科学分会首届主任委员。

内容简介：
肺癌，一直高居我国癌症发病率的第一位。为什么会患上肺癌？早期怎么发现？该做哪些检查？如何选择治疗方案？……种种问题困扰着患者和家属。本书以通俗的语言、图文并茂的方式，全面介绍肺癌的病因、检查及治疗手段，为肺癌患者提供医、食、住、行全方位指引。

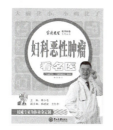

《妇科恶性肿瘤看名医》

主编简介:

李小毛, 中山大学附属第三医院妇产科主任兼妇科主任,教授,博士研究生导师,妇产科学术带头人。

内容简介:

为什么会患上妇科恶性肿瘤?早期如何发现?做哪些检查能尽快、准确知晓病情?选哪种治疗方案?出院后,身体的不适如何改善?……本书以通俗的语言、图文结合的方式,介绍宫颈癌、子宫内膜癌、卵巢癌的病因、相关检查、治疗、高效就医途径等,为妇科恶性肿瘤患者提供医、食、住、行全方位指引。

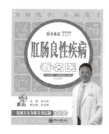

《肛肠良性疾病看名医》

主编简介:

任东林, 主任医师,医学博士,外科学教授,博士研究生导师。中山大学附属第六医院运营总监,肛肠外科、中西医结合肛肠外科、盆底治疗专科主任。中国中西医结合学会大肠肛门病专业委员会主任委员。世界中医联合会肛肠专业委员会副主任委员。

内容简介:

我国肛门直肠良性疾病患者数以亿计。最常见的肛肠良性疾病包括痔、肛瘘、肛裂、肛周脓肿、肛周肿物、藏毛窦等等。肛肠为何会生病?如何防?如何治?本书以活泼的语言、生动的图示,为您介绍科学、准确的医学知识,力求切实为患者排忧解难。

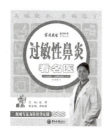

《过敏性鼻炎看名医》

主编简介:

赖荷, 广州医科大学附属第二医院过敏反应科主任、主任医师,中华医学会变态反应学分会常务委员,中国医师协会变态反应医师分会常务委员,广东医学会变态反应学分会主任委员。

内容简介:

在21世纪,过敏成了一种"时代病"。其中,过敏性鼻炎在全球的发病率为10%~25%,有逐年增加趋势。有人认为,过敏性鼻炎不治也没什么大不了。事实上,有30%~40%的过敏性鼻炎会继续发展成为支气管哮喘。本书旨在普及过敏性鼻炎的医学常识,图文并茂,语言力求通俗易懂,为过敏性鼻炎患者提供医治、养护贴心指引。

家庭医生 医学科普丛书

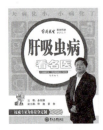

《肝吸虫病看名医》

主编简介：

余新炳， 中山大学教授、博士研究生导师，国家医药监督管理局药物评审专家，广东省寄生虫学会理事长。

内容简介：

得了肝吸虫病该怎么办？需要做哪些检查？有没有遗传性？如何确定体内已无虫卵？怎样预防这种疾病？本书以简明、通俗的语言，向读者介绍肝吸虫病的致病原因、自检方法、治疗手段和预防措施等知识，同时，还提供一些高效就诊的小技巧，既突出阅读的趣味性，又兼顾知识的系统性和全面性，使读者可以轻松掌握肝吸虫病的基本知识。远离肝吸虫病，从这里开始吧！

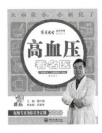

《高血压看名医》

主编简介：

董吁钢， 中山大学附属第一医院心血管医学部主任、教授、博士研究生导师，广东省医学会心血管病分会高血压学组组长。

内容简介：

我国的血压控制率只有6.1%。高血压患者中约75%的人吃了降压药，血压还是没有达标。吃药为啥不管用？血压高点有啥可怕？为何要严格控制血压？顽固的高血压如何轻松降下来？防治高血压的并发症有何妙招？……以上种种疑问，在本书里都能找到您看得懂的答案。

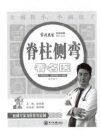

《脊柱侧弯看名医》

主编简介：

杨军林， 中山大学附属第一医院脊柱侧弯中心主任、教授，广东省新苗脊柱侧弯预防中心主任，中华医学会骨科分会小儿骨科学组委员，中国康复医学会脊柱畸形委员会副主任委员。

内容简介：

什么是脊柱侧弯？如何自查脊柱侧弯？脊柱侧弯要怎么矫正？会不会耽误孩子的学习和发育？……本书以通俗的语言、图文并茂的方式，全面介绍了脊柱侧弯的成因、检查和诊治办法，为脊柱侧弯疾病患者提供了医、食、住、行全方位指引。

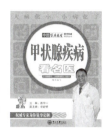

主编简介：

蒋宁一，中山大学孙逸仙纪念医院核医学科主任医师、教授、博士研究生导师，中华医学会核医学分会治疗学组组长。

内容简介：

当今生活压力大，节奏紧张，甲状腺疾病的发病率有上升趋势。常见的甲状腺疾病有哪些？甲状腺疾病该如何治？……本书以通俗易懂的语言、生动活泼的图片聚焦甲状腺疾病，向广大读者介绍甲状腺的生理功能及其常见病的防治知识。患者最关心、最常见、最具代表性的疑问都能从本书中得到解答。

《甲状腺疾病看名医》

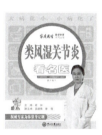

主编简介：

戴冽，中山大学孙逸仙纪念医院风湿免疫科主任、教授、博士研究生导师，广东省医学会风湿病学会副主任委员。

内容简介：

"活着的癌症，不死的僵尸"，是人们对风湿免疫性疾病的常见形容，类风湿性关节炎则是这类病的典型代表之一。好端端的，为什么就招惹了这个病？早期，如何发现该病的蛛丝马迹？就医时，怎么才能找对门路，少绕弯子？治疗时，怎样遵医嘱，科学用药？衣食住行中，如何全面呵护自己，改善病情……以上种种问题的答案，都以晓畅的语言、生动的配图，尽情呈现在本书中。

《类风湿关节炎看名医》

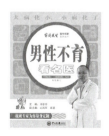

主编简介：

邓春华，中山大学附属第一医院泌尿外科教授、博士研究生导师，中华医学会男科学分会候任主任委员。

内容简介：

二孩政策全面放开，孕育话题再次被引爆。然而，大量不育男性却深陷痛苦之中。不育男性如何通过生活方式的调整走出困境？医生如何借助"药丸子""捉精子""动刀子"等手段，让患者"绝处逢生"？患者与男科医生之间如何高效沟通？……本书语言通俗易懂，不失为男性不育患者走出困境的一份贴心指引。

《男性不育看名医》

家庭医生 医学科普丛书

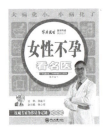

《女性不孕看名医》

主编简介：
张建平，中山大学孙逸仙纪念医院妇产科教授、博士研究生导师、学术带头人、中华妇产科学会妊娠期高血压疾病学组副组长。

内容简介：
不孕不育，一种特殊的健康缺陷。不孕女性需要做哪些相关检查和治疗？如何通过生活方式的调整走出困境？女性不孕患者的诊治有怎样的流程？试管婴儿能解决所有的问题吗？……本书以通俗易懂的语言，全面介绍了女性不孕的病因、相关检查、治疗手段及高效就医途径，不失为女性不孕患者走出困境的一份贴心指引。

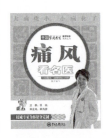

《痛风看名医》

主编简介：
张晓，广东省人民医院风湿科行政主任，中国医师协会风湿免疫科医师分会副会长，广东省医师协会风湿免疫分会主任委员，广东省医学会风湿免疫分会副主任委员。

内容简介：
得了痛风，便再也摆脱不了随时发作的剧痛？再也离不开药罐子的生活？再也无缘天下美味，只能索然无味地过日子？……专家将带给您关于痛风这个古老疾病的全新认识：尿酸是可以降的，痛是不需要忍的，而美食同样是不可辜负的。本书以图文并茂的方式，给痛风及高尿酸血症患者提供了医、食、住、行的全方位指引。

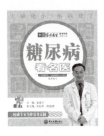

《糖尿病看名医》

主编简介：
翁建平，中山大学附属第三医院教授、博士研究生导师、内分泌科首席专家，现任中华医学会糖尿病学分会主任委员。

内容简介：
怎样知道自己是否属于糖尿病高危人群？患了糖尿病，如何通过饮食方式的调整、行为方式的改变以及药物治疗来稳定血糖？如何有效地与医生沟通？……本书以通俗易懂的语言、图文并茂的方式，全面介绍糖尿病的病因、相关检查、治疗手段及高效就医途径，给糖尿病患者提供了医、食、住、行的全方位指引。

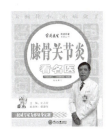

主编简介：

史占军，南方医科大学南方医院关节与骨病外科主任、教授、主任医师、博士研究生导师，广东省医学会关节外科学会主任委员。

内容简介：

中老年膝关节疼痛占了骨科门诊的二分之一，主要原因就是膝骨关节炎。生活中怎么才能养护膝骨关节，延缓其退化？跑步、爬山如何不伤膝？得了膝骨关节炎如何选择合适的运动方式？疼痛如何避免？……本书以通俗易懂的语言，图文并茂的方式，为膝骨关节炎患者提供了医、食、住、行的全方位指引。

《膝骨关节炎看名医》

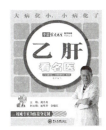

主编简介：

高志良，中山大学附属第三医院肝病医院副院长、感染性疾病科主任、教授、博士研究生导师，广东省医学会感染病学分会主任委员。

内容简介：

本书由著名肝病专家高志良教授主编，聚焦乙肝话题，进行深度剖析。和乙肝病毒感染者进餐会传染乙肝吗？肝功能正常需不需要治疗？乙肝患者终生不能停药吗？乙肝妈妈如何生下健康宝宝？患者与医生之间如何高效沟通？……想知道答案吗？请看本书！

《乙肝看名医》

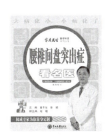

主编简介：

黄东生，中山大学孙逸仙纪念医院脊柱外科教授、主任医师、博士研究生导师，广东省医学会脊柱外科学分会前任主任委员，中国医师协会骨科医师分会脊柱畸形委员会委员，国际内固定学会AO脊柱培训中心主任。

内容简介：

腰痛缠身，是否意味着患上了腰椎间盘突出症？腰椎间盘突出症患者，如何治疗、保健、聪明就医？本书以通俗易懂的语言、图文并茂的方式，介绍腰椎间盘突出症的症状、病因、治疗、日常保健及高效就医知识，为腰椎间盘突出症患者提供了医、食、住、行的全方位指引。

《腰椎间盘突出症看名医》

家庭医生 医学科普丛书

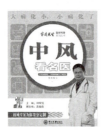

《中风看名医》

主编简介：

胡学强，中山大学附属第三医院神经病学科前主任、教授、博士研究生导师，广东省中西医结合学会脑心同治专业委员会主任委员。

内容简介：

中风又称脑卒中。中风先兆如何识别？中风或疑似中风，要做哪些相关检查和治疗？中风救治一刻千金，其诊治的标准流程是怎样的？如何调整生活方式，防患于未然？……本书以通俗易懂的语言，全面介绍了中风的病因、相关检查、治疗手段及高效就医途径，为中风患者提供了医、食、住、行全方位指引。

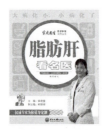

《脂肪肝看名医》

主编简介：

钟碧慧，中山大学附属第一医院感染科主任、教授、博士研究生导师，广东省医学会肝脏病学分会脂肪肝学组副组长。

内容简介：

随着饮食结构和生活习惯的改变，脂肪肝已成为我国第一大慢性肝病。怎样知道自己是否有脂肪肝？脂肪肝有哪些危害？患了脂肪肝，怎么办？是否再也离不开药罐子的生活？能彻底治愈吗？……专家将为您揭开脂肪肝的来龙去脉，介绍脂肪肝的病因、相关检查和治疗手段。书中内容科学、语言通俗、图文并茂，让您在轻松阅读之余，掌握脂肪肝的防治之道。

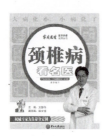

《颈椎病看名医》

主编简介：

王楚怀，中山大学附属第一医院康复科教授、博士研究生导师，中国康复医学会颈椎病专业委员会副主任委员。

内容简介：

颈椎病是日常生活中的常见病、多发病。其类型多样，表现百变。颈椎长骨刺＝颈椎病？得了颈椎病，最终都会瘫？反复落枕是何因？颈椎病为何易复发？颈椎病，如何选枕头？"米"字操真的有用吗？……本书以通俗易懂的语言、图文并茂的形式，深入浅出地介绍了颈椎病的来龙去脉，让读者在轻松阅读之余，学会颈椎病的防治之法。